교육과 임상현장의 격차를 최소화하는

임상간호교육의 실제

3판

Fast Facts for the Clinical Nursing Instructor, third edition
by Eden Zabat Kan PhD, RN & Susan Stabler-Haas MSN, RN, PMHCNS-BC
ISBN: 9780826140074

The original English language work:
Fast Facts for the Clinical Nursing Instructor, third edition
isbn: 9780826140074
by Eden Zabat Kan PhD, RN & Susan Stabler-Haas MSN, RN, PMHCNS-BC
has been published by:
Springer Publishing Company
New York, NY, USA

임상간호교육의 실제 3판

Fast Facts for the Clinical Nursing Instructor, third edition

2020년 4월 20일 1판 1쇄 인쇄
2020년 4월 28일 1판 1쇄 발행

지은이 | Eden Zabat Kan PhD, RN & Susan Stabler-Haas MSN, RN, PMHCNS-BC
옮긴이 | 신수진, 김정현
펴낸이 | 김진환
펴낸곳 | 학지사메디컬
04031 서울특별시 마포구 양화로 15길 20 마인드월드빌딩
대표전화_ 02-330-5188 팩스_ 02-326-0338
등 록 | 2010년 2월 8일 제313-2010-36호
메 일 | hakjisamd@hakjisamd.co.kr
홈페이지 | http://www.hakjisamd.co.kr

ISBN 978-89-6069-877-2 93510

가 격 | 20,000원

교육과 임상현장의 격차를 최소화하는

3판

임상간호교육의 실제

Eden Zabat Kan · Susan Stabler-Haas 공저

신수진 · 김정현 공역

Fast Facts for the Clinical Nursing Instructor

SPRINGER PUBLISHING COMPANY

학지사메디컬
HAKJISA MEDICAL

역자 소개

신수진 이화여자대학교

김정현 이화여자대학교

저자 서문

당신의 꿈은 당신을 믿어주고, 당신을 다음 고지로 이끌고,
때로는 날카로운 "진실"로 당신을 일깨우는 스승으로부터 시작된다.

Dan Rather

간호교육자 또는 간호교육자를 꿈꾸는 사람에게 Dan Rather의 격언이 오늘날보다 더 크게 울려 퍼진 적이 있었는가? 타인에 대한 공감이 간호의 본질로 남아 있지만, 간호는 점점 더 복잡해져 가고 있다. 학생들이 환자에 대한 마음을 유지하면서 간호사로서 급격하고 지속적인 기술 혁신에 대처하는 민첩성을 기를 수 있도록 하는 것이 우리의 과제이다. 학생들을 잘 가르치기 위해서, 우리는 학생들을 다음 고지로 이끌어야 한다. 고지로 가는 여정에는 임상현장의 간호에 대한 이상과 날카로운 현실이 모두 포함되며, 이는 "임상강사의 가방"에 반드시 챙겨야 하는 가장 중요한 사항이다.

모든 간호사가 좋은 임상강사가 되는 것은 아니다. 기술적으로 능숙하다고 해서 임상현장에서 학습자들을 효과적으로 관리할 수 있는 능력이 있다고 보장할 수 없다. 임상교육을 위한 능력을 갖춘 간호사라도 학생에 대한 책임을 지고 싶어 하지 않을 수도 있다.

아마 이 책은 읽는 당신은 다를 것이다. 당신은 다음 세대의 간호사들에게 지식을 전할 능력과 의지가 있는 사람일 것이다. 우리는 간호전문직의 미래가 당신에게 달려 있음에 찬사를 보낸다. 후속 세대를 관리하고 전문성을 공유하는 것보다 중요한 것이 무엇이겠는가.

이 중요한 역할은 개인적으로 보람된 일이기도 하지만, 엄청난 도전이기도 하다. 임상교육은 쉬운 일이 아니다. 효과적인 임상강사에 대한 기대를 충족하는 것은 쉽지 않다. 임상교육 관련 학위가 있거나 교육을 이수한 사람이라고 할지라도 엄청난 과제일 것이다. 임상강사는 환자의 다양한 요구들을 반영해야 하고, 급변하는 학습자들과 다양한 학습유형에 적응하는 과제에 지속적으로 당면하게 된다. 이 책은 임상강사인 당신에게 도움이 되기를 바라면서 우리의 경험을 공유하는 것이 목적이다.

신입 임상강사로서 임상교육에 참여하기 위해서 확고한 기초를 가지는 것이 중요할까? 꼭 그렇지는 않다. 사실 많은 사람들이 교육 경험이 없는 상태로 시작한다. 그 결과, 나날이 교육에 대한 어려움과 성과에 대한 불안에 직면한다. 이를 통해 간호교육프로그램이 왜 임상강사 자리를 계속해서 채우려고 하는지 이해할 수 있다. 이와 관련하여 Marcia Faller(PhD, RN, AMN Healthcare의 최고관리자)에 따르면, 미국간호대학협회(American Association of Colleges of Nursing)는 간호대학들이 교수 부족으로 인해 2014년에 69,000명의 능력 있는 지원자들을 합격시키지 못하는 위기를 겪고 있다고 분석하였다(Dishman, 2015 인용).

한편 미국간호사협회(American Nurses Association, ANA)는 공중보건법의 Title VIII 법안에 대한 기금 마련을 위해 로비 활동을 하고 있다. 이 법안은 교육프로그램을 발전시키고, 임상현장의 다양성을 증진하며, 학업과 일을 병행해야 하는 간호대학생의 대출을 상환하고, 노인전문간호사를 양성하는 등의 목적으로 간호대학과 조직에 연방 보조금을 할당하는 법안이다(Grant, 2016).

임상간호교육의 실제(Fast Facts for the Clinical Nursing Instructor) 3판은 현업 임상강사 또는 임상강사를 준비하는 사람들을 위한 실용적인 안내서이다. 이 책은 임상교육의 중요한 기본요소들을 다루고 있을 뿐 아니라 임상강사로서의 정체성 개발, 교육에 대한 준비, 학생실습과제 개발, 학생 평가 그리고 가장 중요한 자기 돌봄을 위한 시간(19장 참조) 등에 대한 내용을 포함하고 있다. 이 책에는 전체적으로 예시와 학생 예제, 사례 시나리오, 사례연구 등 임상강사에게 도움이 되는 귀중한 자료들이 수록되어 있다. 3판에서는 많은 부분이 개정되었고, 임상교육의 최신 변화를 반영하여 개정하였다. 그리고 3장 "당신에게 새로운 세계: 임상실습지, 임상 분야, 실습학생"과 19장 "자기 돌봄을 위한 시간"이 새롭게 추가되었다. 19장은 간호사와 학생 모두에게 성공과 만족을 가져다

줄 자기 돌봄 습관을 다루고 있다.

우리는 이 3판을 통해 당신이 학생들에게 지식의 고지에서 다음 고지로 안내하는 데 유용한 통찰력을 제공하기를 바란다. 당신이 이 여정에서 큰 성공을 거두기를 진심으로 기원한다.

Eden Zabat Kan

Susan Stabler-Haas

Reference

Dishman, L. (2015). These will be the most in-demand jobs in 2016. Retrieved from https://www.fastcompany.com/3054142/the-future-of-work/these-will-be-the-most-in-demand-jobs-in-2016

Grant, R. (2016, February 3). The U.S. is running out of nurses. *The Atlantic*. Retrieved fromhttps://www.theatlantic.com/health/archive/2016/02/nursing-shortage/459741/

Rather, D. (n.d.). Retrieved from https://www.brainyquote.com/quotes/quotes/d/danrather108025.html

감사의 말

책을 집필하고 일할 때 힘이 되어준 Alex와 Christine에게 감사의 말을 전합니다. 저는 가장 든든한 지원군인 학생들, 동료들과 함께 제가 사랑하는 직업을 가지는 축복을 받았습니다. 공동저자이자 나의 친구인 Sue에게도 감사의 뜻을 표합니다. 우리는 여러 해를 알고 지내왔지만 저는 아직도 병원에서 임상실습을 끝내고 커피 한잔에 수다를 떨었던 그때가 그립습니다.

Eden Zabat Kan

이 책을 만드는 데 수년간 피드백을 주었던 학생들에게 감사를 전합니다. 또한 남편인 Joe의 도움에도 고맙다는 말을 전하고 싶습니다. 이번 판에 처음 소개된 임상전문지식들을 공유해 준 동료들에게도 특별한 감사를 드립니다. 공동저자인 Eden에게는 당신보다 좋은 글쓰기 파트너는 없을 것이라고 말하고 싶습니다. 마지막으로, 인간으로서 진정한 자질을 보여준 간호사 Irene을 기억하고 싶습니다. 그녀가 그리울 것입니다.

Susan Stabler-Haas

역자 서문

간호교육에서 임상현장교육의 중요성은 아무리 강조해도 지나치지 않습니다. 이론과 실제의 격차, 교육과 임상현장의 격차를 최소화할 수 있도록 중간다리 역할을 해 주는 것이 임상간호교육입니다.

그러나 현재 우리의 임상간호교육은 여러 가지 당면한 과제를 안고 있습니다. 충분하지 않은 실습교육자원, 준비된 임상간호교육자의 부족, 간호인력의 부족 등으로 임상간호교육은 환자 안전과 환자 간호에 우선순위를 내어줄 수밖에 없는 현실입니다. 이러한 상황에서 열악한 임상현장은 신규간호사로 생존하기 더 어려운 곳이 되어가고 있으며, 신규간호사의 높은 이직률은 간호현장을 더욱더 어렵게 만드는 요인이기도 합니다.

이러한 당면과제들은 대학과 임상의 파트너십을 통해 극복하는 것이 가장 중요할 것입니다. 이 책은 대학에 소속되어 임상강사로 활동을 시작하는 교수자나 임상현장의 간호교육자에게 임상에서의 간호교육자로서의 역할에 대한 구체적인 전략과 학습자에 대한 이해를 바탕으로 한 교수전략을 제시해 줍니다. 쉽게 접근할 수 있도록 다양한 사례가 제시되어 있고, 실질적으로 활용 가능한 각종 양식의 예시를 제공하고 있어 쉽게 읽히고 바로 적용 가능한 실용적인 내용을 담고 있습니다. 따라서 임상간호교육 현장에서 교육자의 역할을 시작하는 교수자나 기존의 교수자에게도 좋은 가이드가 될 수 있는 필독서가 될 것으로 기대합니다.

교육에 대한 열정으로 이 책의 출판을 위해 애써주신 학지사메디컬 김진환 사장님 이하 편집부 직원분들께 진심으로 감사드립니다.

2020년 3월

역자 일동

서론

이 책의 주요 목적은 임상교수/강사에게 구체적이고 실용적인 정보와 지침을 제공하는 것이다. 많은 임상간호교육자들이 그들의 역할을 수행하기 위해 열심히 노력하고 있으나, 그 역할의 복잡성과 좌절 등이 간과되는 경우가 많다. 임상교수/강사는 간호 분야에서 가장 도전적이고 잠재적으로 보람 있는 직책 중 하나이다. 오늘날 그 어느 때보다도 수요가 높은 역할이다.

> 미국의 간호사는 3백만 명으로 의료 인력의 가장 큰 부분을 차지하고 있으며, 현재 미국에서 가장 빠르게 성장하고 있는 직업 중 하나이다. 이같은 성장에도 불구하고 수요가 공급을 앞지르고 있다. 노동통계국(Bureau of Labor Statistics)에 따르면 2014~2022년 사이에 120만 명의 간호사가 부족할 것으로 예측하고 있다. Vanderbilt 대학 간호연구진은 2009년 논문에서 "2025년까지의 간호사 부족은 1960년대 중반 Medicare와 Medicaid가 도입된 이후 경험한 간호사 부족분의 2배 이상"이라고 밝혔다(Grant, 2016, para. 4).

신규간호사에 대한 수요가 계속 증가함에 따라, 이 책의 3판은 미래의 간호전문직을 교육하는 일에 전념하는 사람들에게 계속해서 귀중한 자료가 되어야 한다.

이 책의 목적과 구성

이 책은 7개의 부와 21개의 장으로 구성되어 있으며, 모든 임상교수/강사에게 적용 가능한 정보를 제공하고 있다. 일부에서는 임상교육의 메커니즘에 대한 지식을 제공하고 일부는 새로운 강사가 자신의 업무를 조직하는 데 도움을 준다. 각 장에는 샘플 템플릿 또는 사례 시나리오 및 사례연구가 포함되어 있다. 이 책에 포함된 예시와 사례연구가 임상교육을 뒷받침할 수 있는 더욱 풍부한 통찰력을 제공할 것이다. 그러나 이 책이 학생간호사를 가르치는 데 필요한 모든 정보를 제공하지는 않는다. 이 책의 의도는 간호사에게 효과적인 임상교육자가 되는 방법을 가르치는 데 중점을 둔 대학원 프로그램을 대체하려는 것이 아니다. 이 책의 목적은 효과적인 임상간호교육을 제공하기 위한 보완적인 안내서 역할을 하는 것이다. 특히 실무자 역할에서 교육자의 역할로 전환하는 사람들에게 임상강사의 역할과 관련된 몇 가지 조언을 제공하고 있다.

부(Parts)와 장(Chapters)

I부에는 1, 2, 3장이 포함되어 있으며, 임상강사의 역할을 소개한다. 1장은 임상교육의 기본적인 내용을 제시하고 많은 경력 강사와 초보 강사에 대한 기대를 포함하고 있다. 이 장에서는 이 도전적인 역할에 대한 당신의 지식을 평가해야 한다. 2장은 독자들에게 간호교육의 표준 규칙과 정책에 대한 기본 지식을 평가하도록 요구하고 있다. 이 장은 또한 기관에 들어가기 전에 병원에서 요구하는 많은 요구사항에 관한 정보를 공유한다. 모든 신규 강사들이 따라잡아야 하는 속도가 빨라지고 있다. 기술과 정보학의 발전으로 강의계획안과 실습지침서가 들어 있는 간호교육프로그램 웹사이트가 생겨났다. 병원 문서시스템에 대한 접근은 다양한 병원의 요구사항에 따라 다르다. 교직원은 학교 및 다양한 기관에 대한 다양한 온라인 교육을 이수해야 한다. 이 모든 훈련은 임상실습을 시작하기 전에 임상강사를 매우 바쁘게 한다. 이 개정판에서 새로 추가된 3장은 '당신에게 새로운 세계: 임상실습지, 임상 분야, 실습학생'이라는 제목으로 다양한 유형의 임상현장에서 제기된 기회와 도전, 그리고 전문성에서 요구하는 임상현장 및 교과목의 다양한 요구사항을 구분하고 있다.

II부는 임상교육 업무량에 중점을 둔다. 4장에서는 학생뿐 아니라 다양한 교직원과 함께 일하는 임상강사의 우선 과제를 검토한다. 이 장에서는 교직원 및 학생과 강사의 관계를 향상시킬 주요 책임을 강조하고 있다. 또한 이 장에서는 임상강사에 대한 일반간호사 및 간호관리자에 대한 설문조사도 포함되어 있다. 5장에서는 오리엔테이션데이를 강조하여 그날 사용 가능한 샘플 템플릿을 제공한다. 오리엔테이션데이는 강사와 학생들 간의 의사소통을 위해 중요한 시간이다. 학생의 자립을 촉진하기 위한 조언과 병동 '보물찾기(scavenger hunt)' 활용을 위한 팁을 논의한다. 6장에서는 임상교수진이 임상 환경에서 학생들이 환자 정보의 비밀유지의 의미와 잠재적 위반을 야기할 수 있는 많은 위험 요인을 완전히 이해하도록 하는 과정에서 안고 있는 과제를 다룬다.

Ⅲ부에서는 임상실습의 특징인 제한된 관찰 및 감독시간을 최대로 활용하기 위한 몇 가지 전략을 제공한다. 그래서 많은 강사들이 '이 장을 일찍 보려고' 한다. 7장과 8장에서는 고성과자와 저성과자의 특성을 검토한다. 고성과자는 평균 이상의 성적으로 교과목을 통과하는 학생들이다. 저성과자는 대다수의 학생들보다 낮은 점수를 받거나 교과목을 통과하지 못할 위험이 있는 학생들이다. '학생 자신의 말'로 각 유형의 학생 간에 협력을 유도하는 전략을 기술한다.

Ⅳ부는 임상평가의 핵심적인 측면을 제시한다. 이 부에는 학생들의 자가평가, 교수/강사의 평가, 학생의 강의평가가 포함된다. 9장에서는 학생 자가평가의 중요성에 대해 설명한다. 학생들은 자가평가가 간호사로서의 직업 생활에 가져갈 책임임을 인식해야 한다. 강사가 학생을 보다 효율적으로 평가하는 데 도움이 되도록 '실습지도일지'가 강조된다. 많은 학교에서 실습지도일지를 요구하고 있다. 이 일지는 평가 단계에서 근거자료로 제시된다. 10장에서는 4일 정도로 짧은 임상실습순회지도 기간에도 중간 및 최종평가 결과를 뒷받침할 수 있는 근거를 제공한다. 11장에서는 낙제할 위험이 있는 학생들을 위한 경고 신호에 대해 보다 자세하게 설명한다. 이 장에서는 불만족스러운 수행행동을 확인할 수 있다. 12장에서는 간호교육프로그램에 사용되는 가장 일반적인 등급 체계인 문자/숫자, 합격/불합격, 충분/불충분 등급 시스템을 제시한다. 또한 이 장에서는 학생들이 강사의 평가 결과에 이의를 제기할 때 도움이 되는 팁과 강사가 복잡한 문제로부터 자신을 보호할 수 있는 방법들을 제공한다.

체계적이고 잘 계획된 임상실습을 위해서는 임상강사의 많은 계획 및 관리 작업이 필요하다. Ⅴ부는 사전컨퍼런스, 사후컨퍼런스 및 그 사이에 발생할 수 있는 예상치 못한 사건으로부터 실제 임상실습을 관리하는 방법을 다룬다. 13장에서는 대부분의 임상강사들이 교육을 통합하고 간호의 우선순위를 정하는 사전컨퍼런스 시간을 다룬다. 14장에서는 사후컨퍼런스 시간에 무엇을 할 수 있을지에 대한 새로운 아이디어를 공유한다. 15장은 임상강사가 학생에게 간호과정을 적용할 환자를 배정할 때 유용한 지침을 공유한다. 또한 학생의 지각이나 병동에서 발생하는 변화에 의해 야기된 특정 사건에 대해 임상강사를 준비시키는 통찰을 제공한다. 16장에서는 대체과제를 강조한다. 이 장에서는 학생이 결석한 경우, 과제에 대한 아이디어를 제공한다. 17장은 안전하지 않은 실무 사건의 몇 가지 예를 제공하는데, 저자는 이것이 모든 임상강사에게 지속적인 도전이라고 생각하기 때문이다.

Ⅵ부에서는 역할에서 만족을 얻고 유지하는 방법을 설명한다. 18장에는 간호대학을 졸업한 지 1개월 이내인 간호학생들의 설문조사가 수록되어 있다. 이 설문조사는 "임상강사가 학생들과 공유하고 가르칠 수 있는 가장 중요한 것은 무엇인가?"와 같은 질문을 포함하였다. 19장은 새로운 장으로 '자기 돌봄을 위한 시간'이라는 제목이다. 이 장에서는 자기 돌봄의 중요성과 학생들의 역할 모델이 될 수 있도록 하는 교수자의 역할을 강조한다. 이 장은 임상실습일에 적용 가능하고 환자에 대해 교육할 수 있는 간단한 실무들을 제시하고 있다.

마지막으로 Ⅶ부에는 20장과 21장이 포함된다. 20장에서는 추천서 작성과 이 직무 요소를 충족시키기 위해 예상되는 시간이 많은 것에 관한 임상강사의 책임에 대해 설명한다. 21장은 간호교육과정에 시뮬레이션 활용에 대한 최근 생각을 업데이트한다. 이 장에서는 시뮬레이션 경험을 설명하고, 시뮬레이션 및 실제 임상 경험의 가치와 균형에 대한 특정 학생들의 생각을 강조한다.

각 장에는 장의 핵심요소를 강조하는 기능인 'Fast Facts: 핵심내용 요약'이 포함되어 있다. 일부 장에서는 강사가 완료할 수 있도록 설문지나 연습도 제공한다. 이는 임상강사 역할의 이해를 돕기 위한 것이다. 마지막으로 부록에는 강사의 역할 준비에 도움이 되는 몇 가지 주요 항목이 포함되어 있다. 그중에는 '부록 D. 학생 보고서 양식'이라는 새로운 내용도 있다. 부록은 경험이 풍부한 강사를 위한 보충 자료이지만, 일부 초보강사에게도, 특히 첫 번째 임상강사 임무가 아직 시작되지 않은 경우 더 가치가 있을 것이다.

임상교육의 역동성

각 장을 읽으면서 임상교육에 대한 존중과 미래의 간호사에게 양질의 간호교육을 제공하고자 한다는 학문적 목표를 알게 될 것이다. 학생간호사를 교육하는 것은 어려운 과제이다. 우리는 임상강사에게 임상교육의 기본 메커니즘에 대한 정보를 제공하려고 노력하였다. 앞서 언급했듯이, 우리는 그 역할을 진정으로 즐기기 때문에 수년간의 경험을 가지고 있다.

임상강사의 역할을 하는 당신은 재미있고 유머감각이 있어야 한다. 당신이 편안하다면, 그것이 학습자에게 전달될 것이고 학습자의 성과를 향상시킬 것이다. 또한, 여러분은 그 역할에 많은 놀라움이 있다는 것을 금방 깨닫게 될 것이다. 일부 학습자들은 실습이 끝날 때 당신에게 감사 카드를 전달할 것이다. 또한 학생들이 졸업식 날 당신을 찾아와도 놀랄 필요가 없다. 그들은 마지막 학년 사은회나 핀 수여식에 당신을 초대할 수도 있다. 학생간호사는 당신에게 빚을 졌다고 생각하고 대학 졸업 후에도 당신을 방문하고 싶을 것이다. 당신이 학습자에게 그런 영향을 미친다는 것은 놀라운 보상이다.

당신은 전문직 간호사로서 매우 중요한 단계를 밟았다. 이 책을 읽고 있다는 사실은 당신이 진정으로 효과적이고 성공적인 교수자가 되는 것에 관심이 있다는 것을 말해 준다. 미래의 간호사들이 이름을 기억할 그런 임상강사 중 한 사람이 되겠다는 약속을 한 것이다.

Reference

Grant, R. (2016, February 3). The U.S. is running out of nurses. *The Atlantic*. Retrieved from https://www.theatlantic.com/health/archive/2016/02/nursing-shortage/459741

차례

PART IV 임상수행 평가: 임상평가

PART V 실습일정 관리하기

PART VI 역할에 대한 만족

PART VII 점점 더 중요해지는 것들

I

새로운 정체성 이해하기:
간호사에서 교육자로

1

임상간호교육자로서 새로운 정체성 개발하기

초보 교수자와 숙련된 교수자 모두 많은 경우에 대해 사고방식을 전환해야 한다. 환자에게 양질의 간호를 제공하는 활동에서 환자간호를 제공할 학생들에게 양질의 교육을 제공하는 활동으로 전환해야 한다. 이 장에서는 임상간호교육에 필수적인 'Top 11'을 소개한다.

이 장은 당신이 완성할 설문지를 제시한다. 질문에 답한 후에는 임상강사로서의 정체성 개발과 개선을 향상시키도록 고안된 설명 정보를 발견할 것이다.

이 장에서 배울 내용은 다음과 같다.

- 일반간호사에서 임상강사로 전환하는 방법
- 임상교육의 기본 사실

당신은 지금 막 간호사에서 임상강사로의 여행을 시작했거나 더 많은 정보, 더 많은 지침, 더 구체적인 예시와 학생들을 성공적으로 지도할 계획의 필요성을 느낀 강사일 것이다. 이 책을 통해 당신은 읽은 즉시 사용할 수 있는 구체적이고 유용한 정보를 배울 것이다.

먼저, 여러분은 스스로에게 두 가지 질문을 해야 한다.

1. 간호사에서 임상강사로 전환하는 데 필요한 사항은?
2. 다음 중 내가 중요하다고 생각하는 사실은?

설문지

다음 진술 옆에 진실이면 T, 거짓이면 F라고 쓴 후, 설문지에 대한 답변을 검토하시오.

______ 1. 나는 매일 임상역량을 입증해야 한다.

______ 2. 나는 간호전문직에 기여할 것이다.

______ 3. 나는 학생들과 친구가 되어야 한다.

______ 4. 학생들이 항상 나를 좋아해야 한다.

______ 5. 해당 병동의 간호사와 보조원은 내가 학생들을 지도하는 것을 기뻐해야 한다.

______ 6. 학생들을 임상 환경으로 데려오기 전에 병동의 직원들과 친숙해지고 싶다.

______ 7. 나는 학생들이 간호하는 모든 환자에 대한 모든 세부사항을 알고 있어야 한다.

______ 8. 나는 학생과 환자 사이에 일어나는 모든 절차와 상호작용을 감독해야 한다.

______ 9. 이 직책으로 더 많은 돈을 벌 것이다.

______10. 모든 학생들은 가능한 한 많이 배우고 싶도록 동기부여가 될 것이다.

______11. 나는 학생들과의 시뮬레이션 경험을 준비할 필요가 없다.

설문에 대한 답: 진실 혹은 거짓?

1. 나는 매일 임상역량을 입증해야 한다.

False. 여러분 중 일부는 임상현장의 숙련된 간호사에서 교육자로 전환하는 과정에 있을 것이다. 정년보장 교수라도 학생을 지도하고 임상교육의 많은 측면을 파악하는 데 추가 지침이 필요한 학계 전문가도 있다. 배경이 무엇이든 임상강사가 기억해야 할 첫 번째 항목은 학생간호사와 함께 임상 경험을 지도감독해야 한다는 것이다. 간호대학 학생들은 초보 학습자이다. 학습자를 위해 간호술이나 절차를 대신 수행하기를 자제하는 것이 큰 도전이 될 것이다. 예를 들어, 학생이 기본적인 상처 드레싱 교환을 수행하는 데 어려움이 있는 경우, 당신이 직접 수행하고 완료하려는 유혹을 느낄 수 있다. 그렇게 하지 않으려고 노력해야 한다. 많은 노련한 임상강사들이 "간호사처럼 생각하지 말고 선생님처럼 생각하십시오."라고 말할 것이다. 임상 환경에서 당신의 역할은 직접 수행이 아니라 학생의 술기를 감독함으로써 학습자의 학습을 향상시키는 것이다. 이것은 학생의 지식과 역량으로 임상기술을 수행할 수 있도록 교육하고 학습전략을 사용하는 것을 포함한다.

효과적인 임상강사는 학습자의 사고력과 문제해결능력을 향상시키는 '질문', '역할극' 및 '대화식 토론'과 같은 전략을 사용한다. 이것은 쉬운 일이 아니다. 좋은 선생님이 되는 것은 많은 연습과 학습을 필요로 한다.

Fast Facts: 핵심내용 요약

당신 자신이 학생들과 함께 환자를 간호하는 사람이기 보다는 임상교수자라고 생각한다.

2. 나는 간호전문직에 기여할 것이다.

True. 많은 간호사들이 이미 그들의 분야에서 임상실습을 하는 학생들을 지원함으로써 학문적 목표 달성에 기여하고 있음을 깨달은 후에 임상강사가 된다. 또한 일부 간호사는 '프리셉터' 역할을 할 수도 있다. 많은 대학에서 병원과 아카데믹 파트너십을 맺고 있으며, 병원 간호사들은 학생간호사와 함께 일하는 프리셉터 역할을 한다. 학생간호사는 프리셉터의 근무 시간을 따를 수도 있다. 학생-프리셉터 관계는 일반적으로 독립적인 교과목이나 장학금프로그램의 일부 또는 졸업직전 임상실습에서 제공된다. 많은 경우, 이들 프리셉터들은 대학원 과정을 이수하거나 언젠가 대학에서 일하기를 희망하기 때문에 학생들을 가르치도록 제안을 받는다. 대학원 교육은 대부분의 프로그램에서 고용을 위한 요건이다. 그러나 주 간호국, 대학의 표준 및 전문직 조직에 의해 고용을 위한 학위 요건이 달라질 수 있다(Penn, Dodge-Wilson, & Rosseter, 2008). 시간강사든 전임강사든 관계없이 임상강사는 학생들에게 환자를 효과적으로 돌보는 방법을 가르칠 수 있는 유능한 강사가 필요한 직업 분야에 기여하고 있다.

Fast Facts: 핵심내용 요약

현재의 간호사 부족 환경에서는 임상교육 실무의 중요성이 더욱 강조된다.

3. 나는 학생들과 친구가 되어야 한다.

False. 당신이 학생들과 '친구'가 될 수 있다는 생각으로 임상교육을 시작하면, 이 역할을 오래 수행하지 못할 것이다. 임상교육 및 평가의 객관적이고 주관적인 특징으로 인해서 학생들과의 친밀함은 특히 평가기간 동안 어려운 상황을 초래할 수 있다. 각 학교의 커리큘럼은 많은 임상목표를 설정하고 있다는 것을 기억해야 한다. 학생들과 외부 활동을 공유하면 다른 곳에 집중해야 할 에너지, 즉 학생들의 임상역량을 향상시키고 임상목표를 달성하는 데 도움이 되는 에너지를 소비하게 된다. 불행히도 당신이 지도하는 학생을 징계하거나 교정해야 할 경우, '선생님 : 학생의 경계'를 유지하지 않으면 더 어려워질 것이다. 자신에 대한 개인 정보를 최소한으로 유지하는 것이 좋다.

Fast Facts: 핵심내용 요약

- 선생님 : 학생의 일정 경계를 유지한다.
- 임상 환경에서 개인 정보를 노출시키지 않는다.

4. 학생들이 항상 나를 좋아해야 한다.

False. 우리 모두는 교수자로서 호감을 사고 싶어 한다. 그러나 학생들이 당신을 '좋아하는지' 또는 '싫어하는지'에 집중하는 것은 좋지 않다. 임상강사가 이것에 너무 집중해서 가르치는 교과목의 주요 목적과 목표를 잊어버릴 수 있다. 학생들의 임상교육목표에 중점을 두어야 하며, 학생들이 당신의 노력을 좋아하고 감사하는지에 대해서는 관심을 줄여야 한다. 당신을 싫어하고 다른 학생들만큼 친근하거나 '따뜻하지 않은' 학생에게 집착하지 않는다. 이것은 당신을 화나게 하고 감정적인 스트레스와 걱정을 유발하여 당신이 지도하는 임상실습그룹에 대한 교육과 태도에 영향을 줄 수 있다. 기억에 남는 학습 경험을 심어주는 교수자가 되고 싶다면, 학생들의 '아하' 순간에 집중한다. 임상적 사고를 통해 학생들이 더 많은 질문을 하고 개념을 성공적으로 적용하는 순간이다. 이 순간을 경험하면, 당신은 가르치는 것에 매료될 것이다. 성취감은 긍정적인 에너지이며 '좋아하거나' 또는 '싫어하는' 것을 걱정하는 것보다 정서적 행복에 훨씬 좋다.

5. 해당 병동의 간호사와 보조원은 내가 학생들을 지도하는 것을 기뻐해야 한다.

False. 직원, 간호사 및 보조원은 의료기관에서 요구하는 일상 업무에 익숙하고 자신의 일에 대해 잘 알고 있다. 비록 정책이나 절차의 변화에 만족하지는 않지만 시간이 지나면서 적응할 것이다. 따라서 그들은 결국 당신과 당신의 학생들을 받아들이고 그들의 일과를 조금 바꾸려고 할 것이다. 그러나 그들은 임상강사의 구두 지시나 권고를 수용하지는 않을 것이다. 직원과 의사소통을 하려면, 적절한 절차에 따라 간호관리자에게 문의한다.

그러나 직원이 당신을 '교정하거나' 갈등을 유발하는 경우, 문제를 전문적으로 해결하려고 노력해야 한다. 간호사들도 전문적인 행동을 보여주지만, 당신은 당신의 학생들에게 매일의 역할 모델이다. 잘못 수행된 절차를 관찰하고 실습 경험을 바탕으로 학습을 제공하려는 경우, 이점을 기억한다. 당신은 첫 번째는 교수자이고, 간호사는 두 번째라는 것을 상기해야 한다. 임상강사 역할을 처음 접하는 사람들에게는 이것이 배우기 가장 어려운 교훈 중 하나이다.

임상강사로서 주요목표는 학생들을 가르치는 것이다. 당신은 간호사 또는 보조원을 가르치기 위해 그 곳에 있는 것이 아니다. 그렇게 하면 에너지가 잘못 전달된다. 대신, 모든 에너지를 학생들에게 전달하도록 한다. 어느 정도 겸손이 필요하다. 당신의 목표는 직원과 학생들 사이의 의사소통을 촉진하여 갈등을 피하는 것이다. 오히려 실습영역에서 학생들을 성공적으로 준비시키고 가르치는 데 집중한다.

Fast Facts: 핵심내용 요약

당신은 간호사 또는 보조원을 가르치기 위해 그 곳에 있는 것이 아니다.

6. 학생들을 임상 환경으로 데려오기 전에 병동의 직원들과 친숙해지고 싶다.

True. 익숙하지 않은 장소로 운전하기 전에 '시운전'을 하는 것이 현명한 방법이다. 예를 들어, 많은 사람들이 하루 또는 이틀 전에 취업 면접 장소까지 운전을 해 보고 우회로가 있는지 또는 잠재적 문제를 알고 있는지 확인한다. 마찬가지로, 임상강사가 병동에 대해 새롭든 익숙하든 간에 학생들과 첫 임상오리엔테이션 전에 해당 병동을 방문하는 것이 중요하다. 간호관리자에게 연락하여 적어도 반나절은 방문하도록 한다. 간호관리자는 짧은 시간 동안 만나줄 수 있으며, 이 시간 동안 교과목의 임상목표를 설명하고 한 학기 또는 실습 기간 동안 실습할 학생들의 이름을 알려주어야 한다. 또한 질문할 준비를 해야 한다. 이곳은 간호관리자의 영역이다. 당신은 손님임을 기억한다!

당신은 '근무 시간 내내' 베테랑 간호사와 함께 해서 병동의 '문화'와 루틴에 익숙해지기를 원할 것이다. 보너스는 분명히 있다. 학생들과 함께 돌아올 때 경험이 풍부한 간호사가 당신을 기다리고 있을 것이다.

Fast Facts: 핵심내용 요약

병원 및 직원과의 친숙함은 학생 학습에 필수적인 요소이다.

7. 나는 학생들이 간호하는 모든 환자에 대한 모든 세부사항을 알고 있어야 한다.

False. 궁극적으로 환자에 대한 책임은 간호사에게 있다는 것을 기억한다. 투약 시간, '코드 상태(code status)'와 같은 안전 정보, NPO 상태, 필요한 검사 표본, 일반적 진단, 격리 등의 표준주의지침을 알고 있어야 한다. 당신은 한 실습조에 7~8명의 학생들이 담당하고 있는 10명 이상의 환자에 대해 모든 것을 알 수는 없다.

학생들이 환자에 대해 학습할 책임을 지도록 권장한다. 간호기록양식을 철저히 읽고 담당간호사와 환자에 대해 확인해야 하는 의무의 '압박'을 느끼는 것은 학생이어야 한다. 당신의 임무는 학생이 환자 정보를 수집하고 임상실습 동안 그것을 기억하도록 격려하고 장려하는 것이다.

Fast Facts: 핵심내용 요약

학생들이 각 환자의 차트, 투약 목록 및 치료 계획을 철저히 검토하게 하여 책임을 지도록 격려한다.

8. 나는 학생과 환자 사이에 일어나는 모든 절차와 상호작용을 감독해야 한다.

False. 이 철학을 실천하려고 하면 실패와 좌절에 빠지게 될 것이다. 대부분의 약물 투여, 정맥 약물에 대한 책임 및 새로운 절차(예: 도뇨관 삽입, 비위관 삽입, 멸균드레싱 교체)는 감독이 필요하지만, 당신이 항상 어디에나 있을 수는 없다. 사실, 일정에 따라 가끔은 간호사가 학생들의 도뇨관 삽입이나 멸균드레싱 교체를 감독하게 할 수 있다. 예를 들어, 다른 학생이 도뇨관을 즉시 삽입해야 하는 상황이나 한 학생의 정맥 내 약물 투여를 감독하고 있을 때, 신뢰할만하고 전문적인 담당간호사와 라포가 형성된 경우, 담당간호사가 학생을 감독하겠다고 제안한 경우에는 이를 허용할 수 있다. 학생들의 경험을 넓히도록 간호사를 신뢰하는 것이 필요하다.

Fast Facts: 핵심내용 요약

각 학생의 업무를 모두 관찰하고 감독하겠다고 기대하지 않는다.

9. 나는 이 직책으로 더 많은 돈을 벌 것이다.

False. 처음에는 당신이 졸업생보다 적은 돈을 벌 수도 있다. 이 분야는 만족감 부분을 제외하고는 수익성이 좋은 분야가 아니다. 앞에서 언급했듯이, 학생 중 한 명이 '아하'하는 순간을 경험하면 그것은 돈보다 가치가 있다. 또한 한 해에 8~10개월 정도 실습지도를 하게 된다는 것을 기억해야 한다. 당신에게 경제적 상황과 자존감 향상에 도움이 되는 계절학기 강의나 새로운 교과목을 개발할 수 있는 기회가 주어질 수 있다. 또한 이론 강의나 실습실 실습을 도와달라고 제안받을 수도 있다. 정년트랙의 전임교원을 선택하면 급여가 점차 많아질 것이다. 교수협의회가 있는 교육기관에서 근무하는 경우에는 더욱 그렇다.

소득을 높일 기회는 많다. 휴무에 간호사로 일하거나 컨설팅을 하고 다른 간호대학에서 임상실습을 지도하는 파트타임으로 일할 수 있다. 이 모든 것이 당신의 시야를 넓혀준다. 이것은 중요한 판단을 요구한다.

Fast Facts: 핵심내용 요약

임상강사가 되려는 동기가 금전적 이득이어서는 안 된다. 당신의 동기는 학생들이 성공적인 간호사가 되도록 유능하고 효과적으로 가르치는 것이어야 한다.

10. 모든 학생들은 가능한 한 많이 배우고 싶도록 동기부여가 될 것이다.

False. 슬프게도 항상 그런 것은 아니다. 일부 학생들은 임상실습에 필요한 시간과 에너지를 쏟는 데 방해가 되는 다른 생활 문제를 가지고 있을 수도 있다. 어떤 학생들은 '간호'가 정말로 무엇을 하는 것인지를 깨닫지 못할 뿐 아니라, 졸업과 취업을 위해 전공을 유지하고 있을지도 모른다. 그러나 이런 학생들은 소수이다. 당신은 진정으로 배우려는 의욕이 있고 당신의 지도하에 매우 열심히 하는 훌륭한 학생들로부터 만족을 느낄 것이다. 그들은 당신이 자랑스러워하고 당신에게 가르침의 가치를 느끼게 해 줄 미래의 간호사이다. 이전의 학생들이 지식적인 면에서 당신을 능가하고 당신과 당신 가족의 간호를 맡기고 싶은 간호사가 되었다는 사실을 깨닫는 것보다 더 큰 만족은 없다.

Fast Facts: 핵심내용 요약

당신은 당신과 당신 가족을 간호해 주기 원하는 간호사를 교육하는 데 도움을 주고 있는 것이다.

11. 나는 학생들과의 시뮬레이션 경험을 준비할 필요가 없다.

False. 대부분의 간호교육프로그램에는 모든 수준의 학습자를 위한 시뮬레이션 경험이 통합되어 있다. 학사학위프로그램에서 시뮬레이션을 사용하여 임상 경험을 보완하고, 전통적인 임상 경험과 마찬가지로 이론교육에도 시뮬레이션을 이용하고 있다. 시뮬레이션 시나리오는 대부분의 간호교육프로그램의 교과목, 실습실 및 임상실습의 목적에 적용된다. 임상교수진은 이 교수 전략에 노출될 것이므로 매우 중요한 이 교수법을 이해해야 한다. 임상교육에서 시뮬레이션 경험에 대한 자세한 설명은 21장을 참조한다.

Fast Facts: 핵심내용 요약

다양한 유형의 간호교육프로그램에서 간호학생들이 접하는 시뮬레이션 경험을 숙지해야 한다.

이 장에서는 임상실무 환경의 간호사가 임상교육현장의 교육자가 되는 많은 측면에 대해 밝히고 있다. 임상간호사의 역할은 복잡하고 일상적인 도전으로 가득하다. 임상간호사에서 학생들은 지도하고 교육하는 대학세계로의 전환도 기관, 학생 정책 및 환자 간호를 포함한 역동적인 문제에 대한 도전을 받는다. 이러한 문제는 교수자가 명확하고 쉽게 이용할 수 있는 특정 정보를 가지고 해결 가능하기도 하지만, 정보가 부족하고 격차가 있는 경우가 더 많다. 많은 노련한 교육자(저자 포함)는 간호사가 이러한 전환에 직면할 때 훈련을 위한 실습 자원과 지원이 충분하지 않다고 믿고 있다. 정보 격차가 여전히 남아 있다. 이 장과 이 책은 학계의 임상교수 역할을 수용하기 시작한 간호사를 지원하고 이러한 격차를 해소하기 위한 시작이다.

Reference

Penn, B. K., Dodge-Wilson, L., & Rosseter, R. (2008). Transitioning from nursing practice to the teaching role. *The Online Journal of Issues in Nursing, 13*(3), 1–14. doi:10.3912/OJIN.Vol13No03Man03

2

규정 이해하기: 모든 간호교육자가 간호교육프로그램의 규정에 대해 알아야 할 것

이 장에서는 임상 환경에서 대학 규정의 중요성과 임상강사에게 유용한 특정 정보에 대해 설명한다. 논의에서는 임상강사가 학생들에게 이러한 규정을 시행할 책임이 있음을 강조한다. 이 장은 임상교육에 대한 기본지식을 검토할 수 있는 진실/거짓 연습으로 시작한다.

이 장에서 배울 내용은 다음과 같다.

- 학생들과 임상실습을 시작하기 전에 임상강사가 알아야 하는 주요 직무
- 임상강사의 성공에 중요한 정보

기본지식 알아보기

예시 2.1의 True/False 문제에 답하는 것으로 시작한다. 모든 임상강사는 실제로 학생들과 임상실습을 시작하기 전에 대학의 간호교육프로그램에 대한 종합 시험을 완료해야 한다. 실제로 학생들을 만나기 전에 임상강사로서 많은 준비 작업이 있다. 고용계약서에 서명한 후에는 대학의 이메일에 접속하여 역할에 대한 훈련을 완료해야 한다. 이 훈련은 온라인 시스템에 대한 내용이 주를 이룬다. 훈련프로그램에 등록해서 온라인 학습관리시

예시 2.1

True/False 문제

각 진술문에 대해 True/False를 체크하시오.

True	False	
______	______	1. 임상교육은 사전 준비가 필요하지 않다.
______	______	2. 학생들과 임상실습을 시작하기 전에 간호교육프로그램에 대해 숙지해야 한다.
______	______	3. 학생용 지침서는 모든 임상강사에게 가장 중요한 자원 중 하나이다.
______	______	4. 대학 업무에 대한 규정은 학생용 지침서에는 보통 제시되지 않는다.
______	______	5. 임용 시 간호교육프로그램에 대한 온라인 자료나 서면 자료를 받을 것으로 예상해야 한다.

정답: 1. False; 2. True; 3. True; 4. False; 5. True

스템에 접속하고 대학에서 제공하는 인트라넷을 사용하는 방법을 배워야 한다. 대부분의 대학은 개인 이메일 계정을 사용하여 학생들과 의사소통하는 것을 지양하며, 이메일 계정에 대한 정책을 가지고 있고, 이러한 내용을 당신과 공유할 것이다.

새로운 임용에 대한 기대

Villanova 대학의 간호대학 임상교수를 위한 임상코디네이터인 Frances Amorim(개인적인 커뮤니케이션, 2016년 4월 19일)에 따르면, 신입직원으로부터 수집해야 할 항목이 많다. 새로운 임상강사에 대한 기대는 예시 2.2에 정리한 목록을 참조한다.

이 목록에 제시된 많은 항목들은 병원 또는 임상기관의 요구사항이다. 파트타임 임상교수진은 특정 기간 동안 기관과의 계약이 이루어진다. 임상강사는 학생들과 처음 접촉하기 전에 교육할 병동에 어느 정도 익숙해져야 한다. 임상강사에게 필요한 지식은 예를 들어, 전자의무기록, 의약품 시스템, 환자 유형 및 가르칠 교과목에 대한 강의실 조정 등이다. 대부분의 학교들은 교수진에게 온라인 강의계획서 양식을 제공한다. 때때로 학교는 새로운 교직원이 특정 임상기관에 익숙하게 하고 해당 병원이나 기관의 중요한 규정을 숙지하기 위해 다른 교수진과 연결해 주기도 한다.

또한, 각각의 학생이 성공할 수 있는 기회를 높이기 위해서 학생에게 조정이 필요한지 조기에 파악하는 것이 가장 중요하다. 대학의 임상평가를 완료하고 잠재적인 문제를 기

예시 2.2

신규 임상강사를 임용할 때 요구하는 항목

- 온라인 지원서 및 이력서
- 교직원 정보 양식
- 학부 및 대학원 성적
- 양식 I-9 – 이민자 신분 상태와 양식 W-4
- 두 명의 추천서
- 간호사 면허증
- 책임에 대한 최신 근거(Current evidence of liability)
- 심폐소생술(CPR) 이수증
- 의료보험증명서
- 주 간호국 양식
- 아동학대 이력
- 범죄 이력
- 지문
- 최신 예방 접종 내역: 홍역, 유행성 이하선염, 풍진, 수두, B형 간염, Tdap, 결핵검사(PPD), 계절성 독감 백신 포함

Source: Courtesy of Frances Amorin.

록하기 위해서는 임상강사가 '실습지도일지'를 작성해야 한다. 실습지도일지에 대한 자세한 지침은 10장을 참조한다.

예시 2.2에는 '책임에 대한 최신 근거'가 나열되어 있다. 이 목록은 펜실베니아의 한 대학에서 가져온 것이다. 모든 대학에서 이렇게 많은 항목을 요구하는 것은 아니다. 임상강사는 가르칠 때 책임에 대한 세부사항을 파악하기 위해 해당 주의 간호위원회에 확인하는 것이 가장 좋다. 실습생의 진정한 자율성에 대해 모든 주 위원회와 간호실무규정들이 일관적이지는 않다. 그 학생은 책임보험에 가입되어 있지만, 만약 학생이 안전하지 않은 행동을 수행할 때 앞에서 언급한 표준을 따르지 않으면 책임을 져야 할 수 있다. 임상강사로서 책임보험을 소지하는 것이 좋다. 교육기관의 책임보험에 대한 자세한 정보를 제공할 수 있는 국가 간호기관에 문의하거나 대학의 담당자에게 이 정보에 대해 문의할 수도 있다.

고용 시, 당신은 해당 역할을 성공적으로 수행하는 데 필요한 교육을 받을 수 있다. 다음은 임상강사가 받거나 접근할 수 있는 자료 중 일부이다.

- 요구사항
  - 학습관리 시스템 및 학교 이메일 계정 접근을 위한 교육
  - 기관(임상실습지)의 온라인 시스템에 등록하기 위한 요구사항
- 필수 임상자료
  - 임상실습 강의계획서
  - 임상실습 또는 학사 일정표
  - 임상과제 배정 기록 양식
  - 임상평가도구(학생 및 임상교수)
  - 약물 및 계산 퀴즈(샘플 사본)
- 교수용 지침서/설명서
  - 임상 업무에 대한 책임
- 학생용 지침서 – 임상 정책
  - 프로그램목표
  - 복장 규정
  - 출석 규정
  - 안전/안전하지 않은 실무에 대한 규정
  - 약물 남용 또는 장애 학생 정책

임상강사를 채용할 때 간호교육프로그램의 책임자나 교과목 코디네이터(또는 지명자)는 강의계획서, 교수용 지침서 및 학생용 지침서와 같은 필수자료가 포함된 임상 패킷을 제공했을 것이다. 임상강사는 이러한 자료를 연구하고 궁금한 점이 있으면 질문하게 된다. 병원에서 이해해야 할 기본 규칙과 입사 요건이 있는 것처럼 학교에도 기본 요건이 있다. 현재 대부분의 간호교육프로그램은 이러한 자료를 온라인 학습관리 시스템(예: Blackboard, MyLearning, Moodle 및 Canvas)에 업로드한다. 이 온라인 시스템에는 교과목에 대한 많은 세부사항과 유용한 리소스가 포함되어 있기 때문에 임상강사는 이러한 온라인 시스템에 익숙해야 한다. 일부 학교에서는 임상강사가 이론 및 실습 수업계획에 접근할 수 있다.

병원 출입(Entry) 요구사항

병원은 학교와 임상강사의 요구사항에 대해 규정을 매우 잘 갖추고 있다. 이는 인증기관

이 정한 법률과 규칙에 근거하고 있다. 병원과 대부분의 의료기관은 기관에 들어가는 각 임상교수가 (a) 병원에 대한 오리엔테이션을 완료하고, (b) 예방 접종 및 기타 건강 요구사항을 제출하거나, (c) 간호관리자에게 연락하여 병동 오리엔테이션 준비를 해야 한다고 지시한다. 학생들과의 오리엔테이션 전에 몇 가지 서류를 병원에 제출해야 한다. 이러한 필수서류는 학생들이 임상실습에 참여하기 위해 제출해야 하는 것과 유사하다: 심폐소생술 이수증, 건강 요구사항 및 배경 특성 점검표. 일부 간호교육프로그램에서 임상교수는 클라우드 기반 문서관리 시스템인 Complio를 사용하여 이러한 건강 요구사항을 업로드해야 한다. Complio는 개인-기관 간 문서의 보안 인터페이스를 사용할 수 있도록 한다.

필수 양식에 대한 임상 패킷

임상 패킷은 일반적으로 현재 교과목 강의계획서를 작성할 시트 또는 양식 폴더이다. 실습 날짜를 강조하는 학사일정 또는 서면 개요, 그리고 이상적으로는 임상과제 배정을 기록한 양식 또는 약물 계산 퀴즈의 사본과 같은 특정 유용한 양식이 포함된다. 이 정보 패킷에는 학생을 평가하는 데 사용되는 주요 도구인 '임상평가도구'가 포함되어 있다. 이 임상평가도구는 일반적으로 실습이 끝나면 학생의 폴더에 기록되므로 사용방법을 이해해야 한다. 대부분의 대학은 이러한 도구에 대학의 사명과 철학 또는 개념적 틀을 반영한다. 신뢰성을 보장하기 위해 교과목 코디네이터나 리소스 담당자가 이 도구의 사용법을 이해하는 데 많은 도움을 줄 것이다. 채점 및 평가 시스템에 적합한 지침과 루브릭이 많이 있다. 대부분의 대학에서 인터넷 웹사이트에 이러한 것들을 업로드하고 있으므로 양식을 온라인으로 검색할 수 있다. 대부분의 간호교육프로그램은 일반적으로 '겸임교수 오리엔테이션'이라는 모듈을 제공하는 것이 현재 관행이다. 이 모듈은 간호교육프로그램, 교직원 및 학생 정책 및 온라인 가상 학습 환경에 포함된 기타 유용한 학습 모듈에 대한 관련 정보를 강조한다. 대부분의 모듈은 현재 온라인 컴퓨터프로그램 또는 하이브리드, 면대면 수업과 온라인 수업을 혼합해서 적용하고 있다.

임상 강의계획서와 학사일정

필수 양식이 포함된 임상 패킷에는 교과목목표와 임상실습목표, 임상실습에 대한 세부적인 일정이 포함된 임상 강의계획서가 있다. 이 문서들을 숙지하고, 교육과정은 해마다 또는 학기마다 조정될 수 있으므로, 이것을 강의계획서에 반영한다. 당신은 대학에서는 노련한 임상교수일지도 모르지만, 그 강의계획서는 처음일 수 있다. 첫 이틀간의 실습은 병원이나 대학 교내 컴퓨터실에서 이루어진다는 것을 말하는 것을 잊어버릴 수도 있다. 강의계획서는 교과목에 대한 학생의 기대를 자세히 설명하는 중요한 계약이다. 이것에 대해 익숙해지고 궁금한 점이 있으면 교직원에게 문의하여 질문에 대한 답을 구해야 한다.

교수용 지침서

교수용 지침서에는 교수자의 역할과 관련된 기대치가 명확하게 설명되어 있다. 일부 프로그램에서는 이메일을 통해 또는 직무를 설명하거나 교수자의 역할을 강조하는 오리엔테이션 정보를 전달한다. 학생에게 간호교육프로그램의 기능에 대해 알리는 것이 임상강사의 의무이다. 구체적인 책임과 의무는 직무기술서에 명확히 기재되어 있다. 간호교육프로그램이 임상교수에게 기대하는 것이 무엇인지 숙지해야 한다. 예를 들어, 매월 교수회의에 참석해야 하는가? 동료들이 방문하여 평가하는가? 그렇다면 얼마나 자주인가? 최종 성적에 대한 책임은 무엇인가? 학장이나 학과장은 필요한 정보를 얻는 데 도움을 줄 수 있는 사람을 추천해야 한다. 대부분의 프로그램에는 강사를 위한 주요 교수자원이 있다. 이를 '학년' 또는 '교과목' 코디네이터라고 한다. 예를 들어, 아동간호학 관련 실습의 경우, 아동간호 코디네이터는 학생 과제 및 교과목 요구사항과 관련하여 임상교수와 긴밀히 협력하도록 배정된다. 여러 임상실습 교과목에 한 명의 교수요원을 배정하는 대학도 있다.

또한 대부분의 간호교육프로그램에서 간호학 교과목 코디네이터들 간의 임상실습 조정을 더욱 강화하기 위해 임상코디네이터를 고용한다. 이 사람은 간호학 석사학위를 소지하고 관련 임상 경험이 있는 전임교원이다. 임상코디네이터는 간호교육프로그램과 협력하는 병원 또는 의료기관과의 의사소통을 촉진한다. 임상 정보 패킷을 제공하고 임상평가도구를 해석하는 데 도움을 줄 수 있으며, 새로운 프로그램의 업데이트 또는 변경 사항을 알려줄 수 있다.

학생용 지침서

임상강사가 받는 자료 중에 학생용 지침서가 아마도 가장 가치 있고 중요할 것이다. 간호교육프로그램에서 학생용 지침서는 대부분 해당 프로그램의 학생들과 협력하여 교수진이 개발한다. 이것은 주로 학생의 학업과 관련된 정책과 절차를 설명하고 있기 때문에 모든 임상강사에게 탁월한 자료이다. 또한 이 지침서에는 간호교육프로그램 및 교육과정에 대한 정보가 포함되어 있다. 따라서 학생용 지침서는 교과목 및 임상의 요구사항에 대한 구체적인 내용을 제공해야 한다. 인증기관의 요구에 따라 간호대학의 정책뿐만 아니라 사명, 철학 및 주요 목표를 설명한다.

프로그램의 목표

임상강사는 학생들에 대한 대학의 교육목표를 이해해야 한다. 예를 들어, 4년제 간호대학과 3년제 간호대학의 학생에 대한 기본 기대치는 다르다. 또한 각 임상현장에는 기관에서 설정한 규정과 정책이 있다. 즉, 내 · 외과 병동에 대한 정책과 절차는 지역사회실습과는 다르다. 학생들은 일반적으로 오리엔테이션 또는 시설에서의 실습 첫날에 임상강사로부터 이 정보를 전달받는다. 학교에 대한 정보를 다른 사람들과 공유하라는 요청을 받는 경우가 있을 수 있다. 예를 들어, 환자 또는 병원 직원은 대학의 프로그램 및 정책에 대해 궁금할 수 있다. 그러나 지침서를 주의깊게 검토해야 하는 가장 중요한 이유는 프로그램의 임상적 측면에 대한 명확한 지침이 포함되어 있기 때문이다.

복장 및 출석 규정

대부분의 건강관리기관은 복장 규정부터 출석에 이르기까지 모든 정책을 가지고 있다. 임상현장에서도 잘 지켜져야 하므로 학교의 규정을 숙지하도록 한다. 매일 지켜야 하는 것이 복장 규정이다. 학생들은 이 복장 규정을 준수해야 한다. 이 규정은 일반적으로 주의 깊게 모니터링되고 평가된다. 이 복장 규정은 실습복, 장신구 제한, 머리카락 및 손톱 길이, 얼굴 피어싱, 머리 색 및 외모의 다른 측면을 지정할 수 있다. 복장 규정 준수는 '전문직 행동'을 명시한 목표하에 학생의 임상평가에 반영된다.

학생용 지침서에는 결석, 지각 및 임상실습에 대한 규정도 나와 있다. 결석이나 지각은 보통 용납되지 않는다. 대부분의 대학에서 모든 임상실습일은 필수적인 것으로 간주된다. 임상실습 시 지각은 항상 눈살을 찌푸리게 한다. 지각과 결석에 대해서는 15장에서 자세히 설명한다.

앞서 언급했듯이, 병원과 같은 의료기관은 자신의 시설에 들어오는 임상교수에 대한 요구사항을 제시하고 있다. 교수진의 특정 복장 규정 요구사항에 대해서는 병원에 문의해야 한다. 일반적으로, 대부분의 병원은 임상교수가 유니폼보다 흰색 랩가운을 입는 것을 선호한다. 보안상의 이유로, 학생들과 교직원은 원내에서 병원에서 승인한 신분증을 눈에 잘 보이도록 착용해야 한다.

안전한 실무/안전하지 않은 실무에 대한 규정

이 규정은 일반적으로 간호학 전공 학생에만 해당된다. 간호 분야의 특성상 실습 환경은 초보자인 학생에게 다양한 학습 환경, 여러 직원 및 환자상태 변화로 인해 발생할 수 있는 일련의 문제와 잠재적으로 안전하지 못한 사건을 야기할 수 있다. 이것은 대부분의 학교에서 일반적으로 자세히 다루는 중요한 규정이다. 일부 지침서에는 '안전하지 않은' 실무가 간호과정을 적용할 수 없는 것으로 정의될 수 있다. 안전하지 않은 실습 패턴은 교육과정에서 배제되어야 하기 때문에 가장 심각하다. '실습지도일지'와 학생과의 컨퍼런스나 미팅은 해당 날짜 및 시간과 학생을 위한 행동 계획과 함께 명확하게 작성되어야 한다.

약물 남용이나 장애 학생에 대한 규정

대부분의 기관에서 이 규정은 임상 분야에서 약물 및 알코올 사용에 대한 기관의 지침서 및 정책과 관련이 있다. 이 규정은 주요 기관 또는 대학의 자문 변호사의 의견에 따라 신중하게 검토된다. 이 규정은 중요한 개념을 정의하고 위반이 발생할 경우, 학생에게 어떤 일이 발생하는지 명확하게 규정한다. 이것은 대부분의 대학에서 분명하고 명시적으로 작성하고 있는 규정이다.

결론적으로 간호교육프로그램에 포함된 모든 정책이 이 장에서 확인되는 것은 아니다. 그것들을 모두 나열하기에는 너무 많다. 많은 간호교육프로그램은 이제 학생용 간호 지침서를 발행하고 있고 웹사이트에서 쉽게 접근할 수 있다. 시간을 내어 이러한 규정 중 일부를 찾아볼 것을 권한다. 물론 일부 대학은 학생용 지침서에 더 많은 정보를 제공하기도 하고, 더 적은 정보를 제공하기도 한다. 학생용 지침서에 대한 필요한 교육과 검토를 마치면 학생들이 임상실습 준비에 집중할 수 있다.

임상실습

예시 2.3은 임상실습 시작 전에 해야 할 일을 안내하는 체크리스트이다. 제3장은 오리엔테이션 당일에 학생들과 공유해야 하는 필수적이고 일반적인 정보에 대한 개요를 제공한다. 대부분의 임상강사는 학생용 지침서가 일종의 '성서(聖書)'로 간주되기 때문에 가장 먼저 검토할 항목이라는 데 동의한다. 초보 강사는 아마도 초기에 자신의 직무 책임에 초점을 맞추겠지만, 전문가라면 재빨리 지침서를 찾아서 읽을 것이다. 학생들과의 임상실습을 시작하고 학생들을 위한 학습 경험과 활동계획을 시작하려면 임상강사는 학교와 학

예시 2.3

강사용 체크리스트

1. 직무 책임을 이해한다.
2. 학생용 지침서와 교수용 지침서를 숙지한다.
   - 기본 정책 및 절차를 읽는다.
3. 기관을 방문한다.
   - 간호관리자를 만난다.
   - 병동을 방문한다.
   - 간호직원을 만난다.
4. 접근권한을 받는다.
   - 간호교육프로그램의 온라인 학습관리 시스템
   - 기관의 컴퓨터
   - 약물관리 시스템
   - 전자기록 시스템

생 정책에 대한 기본적인 이해가 필요하다. 학생용 지침서는 해당 정보를 위한 확실한 출발점이다.

Fast Facts: 핵심내용 요약

- 임상실습이 시작되기 전에 교직원과 연락한다.
- 학생용 지침서에 강조 표시된 간호교육프로그램의 목표와 교육과정을 이해한다.
- 학생 오리엔테이션 전에 임상교과목에 적용되는 학생 규정을 명확하게 이해한다.

3

당신에게 새로운 세계: 임상실습지, 임상 분야, 실습학생

임상강사로서 개인적인 목표를 설정할 때, 일할 환경에 대한 이해를 바탕으로 기대를 발전시키는 것이 유용하다. 임상 경험이 완전히 같은 곳은 없다. 임상 경험이 일어나는 장소와 임상 분야, 분야의 전문성, 그리고 그 실습기간에 배정된 학생 그룹의 구성에 따라 다소 달라질 것이다.

이 장에서 배울 내용은 다음과 같다.

- 소아과, 산부인과, 내 · 외과, 지역사회 및 정신건강 분야의 임상실습 교육의 차이점
- 간호대학에서 처음 만나게 되는 담당자인 임상실습 코디네이터 또는 교과목 코디네이터의 역할
- 일반적/전통적 학생(즉, 최근 고교 졸업생)과 이차 직업(Second-career) 학생(즉, 나이가 많은, 실무 경험이 있는, 두 번째 학위과정인)을 가르치는 데 있어서의 차이점
- 요즘 세대를 교육하는 데 있어서 차이점
- 임상실습조에서 그룹다이내믹의 필수적인 역할과 임상 경험을 '만들거나 끊을 수 있는' 다이내믹을 다루는 방법

임상실습지와 분야

임상교육의 많은 측면이 실제로 모든 유형의 교육과 마찬가지로 보편적이다. 교수자의 전문성, 적절한 준비, 학습동기를 부여하는 데 도움이 되는 분위기, 학생과 교수자 간의 명확한 의사소통, 학생의 성과에 대한 주의깊은 모니터링 및 필요에 따른 교정 등은 모두

긍정적인 결과에 필수적이다. 임상강사는 실무 환경의 맥락에서 이러한 성공적인 교육을 위한 표준 요소를 배치함으로써 오랜 시간 동안 검증된 템플릿을 구축할 기회를 갖는다. 구체적으로 임상실습지의 위치, 제시된 분야의 특수성, 실제 간호기술을 학습할 수 있는 학생들의 준비상태를 미리 고려하면, 좋은 임상 경험에서 훌륭한 임상 경험으로 옮겨갈 수 있다. 임상교육의 기본사항에 대한 노련한 임상강사의 통찰력과 임상강사의 특정 전문 분야에 대한 개인적인 통찰력은 그 다음이다.

소아과(아동간호)

Michelle M. Kelly, PhD, CRNP

다른 전문 분야와 마찬가지로 소아과에서는 임상강사가 학생과 환자를 담당한다. 그러나 성인 분야와 달리 이 상황에서는 가족이 훨씬 더 큰 역할을 한다. 부모는 환자의 목소리이자 치료 팀의 중요한 부분이다. 학생들이 처음 방에 들어오면 아이에게 초점을 맞추고 임무에 집중한다. 임상강사들은 종종 부모님과 대화하면서 동시에 기술을 수행하거나 평가하는 자신을 발견한다. 소아과 간호사로서 우리는 이 일을 함께 한다. 아이와 부모에게 말을 걸고 임무를 완수한다. 학생들은 그 능력을 개발할 시간이 필요하며, 학생은 임상강사의 행동을 본보기로 삼을 수 있다.

소아과의 또 다른 큰 요소는 학생이 돌보는 환자의 발달 단계에 대한 이해이다. 성인은 그냥 성인이지만 어린이는 신생아, 유아, 미취학 아동, 취학 아동 또는 청소년일 수 있다. 아이들은 동시에 같은 병동에 있을 수 있다. 대부분의 시설에서 연령에 따라 아이들을 따로 분리하던 시대는 지났다. 대신, 우리는 의학적 상태, 전문성 또는 급성 정도에 따라 집단을 구분한다. 이는 임상강사가 학생들과 이 내용에 대해 나누기 위해 정상적인 발달 및 행동 단계에 대해 확실한 배경지식을 가지고 있어야 함을 의미한다. 그러고 나서 우리는 발달지체로 인한 발달 단계의 변화와 질병이나 부상으로 인한 일시적 변화에 직면해야 한다. 발달능력에 대한 변화된 기대로 인해 발생할 수 있는 이러한 어려움은 심오한 사후컨퍼런스 토론으로 이어질 수 있다.

소아과 강사는 소아과에 대한 배경지식이 풍부하고 학생들에게 열정을 가진 사람이어야 한다. 유연성과 훌륭한 아동간호 기술도 매우 중요하다. 학생들은 학부과정의 강사를 지도자 및 멘토로 간주하므로, 강사는 자신의 직업에 적극적으로 참여하고 최신의 근거기반실무 기술을 유지하며, 임상전문가로 간주되어야 한다. 적극적으로 실습하는 강사가 이상적이지만, 전임교원은 교육에 대한 전적인 시간 투자와 적극적인 임상실습을 유지하는 데 어려움이 있을 수 있다.

임상강사에게 가장 보람된 일은 겁에 질린 학생이 유능한 초보자로 진화하는 것을 지켜보는 것이다. 강사는 학생들에게 자신을 믿고 안전한 환경에서 질문하고 환자를 옹호하도록 가르칠 필요가 있다. 또 다른 기쁨은 당신이 자신과 학생들 사이의 긍정적인 상호작용을 모델링하여 다음 세대 학생들에게 전해지는 전통을 지켜보는 것이다. 아마도 이것을 볼 수 있는 가장 좋은 방법은 병동에서 이전의 학생이었던 간호사가 현재 학생을 가르치는 것을 보거나 전 학생이 임상강사로 교수자 그룹에 참여할 때이다.

도전적인 학생, 즉 반복적으로 일정 수준 이하의 기술을 보여주거나 초보간호사로의 성공적인 전환을 방해하는 학생들은 모든 강사의 골칫거리이다. 나는 절차와 학생 역할을 무시하고 진정한 오만을 보여준 학생을 기억하고 있다. 그 학생은 실제로 위험하지는 않았지만, 대학이 정한 기준에 훨씬 못 미치는 상태였다. 그 학생은 사후컨퍼런스 동안 건방지게 행동하고 분위기를 망치는 경솔하고 반항적인 행동을 하였다. 그 학생은 다른 임상강사와의 실습에서 좋은 성적과 높은 점수를 받았다. 겸임교수로서 나는 어느 정도 감이 오는 그 학생의 낙제를 어떻게 다루어야 할지 확신이 없었다. 나는 교과목 대표교수에게 연락하였고, 그는 임상상황에서와는 다른 캠퍼스에서의 학생의 성과에 대해 이야기하였다. 우리는 같은 실습지의 다른 병동에서 지도하고 있었던 임상강사의 지도하에 학생이 이틀 더 실습하도록 할 수 있었다. 두 번째 강사는 학생에 대한 나의 평가가 사실임을 확인해 주었고, 낙제 학점에 동의하였다. 교과목 대표교수에게 연락하지 않았다면 내 평가에 대해 논의하고 검증할 수 있는 기회가 없었을 것이다. 많은 강사들이 겸임교수이고, 이들은 교과목 대표교수, 임상실습 코디네이터 및 다른 대학교수의 지원을 받을 필요가 있다.

학생들의 옹호자가 되어야 한다. 간호사가 되는 기쁨, 도전, 경이로운 경험을 할 수 있도록 도와주어야 한다. 규정과 병원의 제약으로 인해 간호사로서 기대할 수 있는 많은 간호를 제공하기 어렵다. 강사가 직접 할 수 없더라도, 학생들이 좀 더 자세한 경험을 할 수 있도록 간호사에게 그 절차나 드레싱 교환 등을 해 볼 수 있도록 제안해 보도록 한다. 학생들에게 성공과 위대함의 길을 안내하고 그 가능성이 무엇인지 가르치는 관찰 경험을 중요하게 여기도록 해야 한다.

학생들에게 간호에 대한 열정을 심어주고 당신이 하는 일을 좋아하는 이유를 보여주는 것이 필요하다. 나쁜 예를 지적하되, 간호사가 이 문화를 바꿀 수 있고, 결과를 개선할 수 있고, 환자를 대변할 수 있는 방법을 보여준다. 역할모델이 되어야 한다. 학생들은 당신을 지켜보고 있다. 5분마다 휴대전화를 확인하지 말고, 병동에 있는 동안 이메일에 응답하지 말고, 동료나 다른 사람들을 비방하는 일에 참여하지 않도록 한다. 그러나 동시에 그들에게 당신도 인간임을 보여주어야 한다. 환자가 사망하면 울 수도 있고, 사후컨퍼런스에서 그것에 대해 이야기할 수 있다. 슬픔을 처리하는 것도 우리가 하는 일의 일부이며 기쁨을 나누는 것만큼이나 중요하다는 것을 가르친다.

산부인과(모성간호)

Katherine A. Conroy, MS, RN

산부인과에서 학생은 두 명의 다른 환자를 간호해야 할 수도 있다. 분만하는 여성은 출산이라는 정상적인 발달 위기를 겪고 있다. 그녀는 건강한 여성이다. 간호사의 역할은 이 여성을 면밀히 모니터링하고 생리학적으로 건강하고 정상적인 분만의 범위에 있는지를 확인하는 것이다. 또한 간호사/학생간호사는:

- 대상자의 심리적 안녕을 평가한다.
- 분만 단계에 따른 변화에 대처하는 대상자를 지지한다.
- 대상자에게 분만과정에 대해 교육하고 정상적인 분만임을 안심시킨다.
- 대처능력이 부적절할 때 다른 선택방법을 제공하여 대상자의 대처능력 선택을 지원한다.

간호사/학생간호사는 대상자가 지지체계로 지정한 사람도 교육 및 지원 대상에 포함해야 한다. 분만 시에는 대상자가 정상에서 벗어나 생리적 위기에 빠질 가능성이 항상 있다. 이러한 간호 환경은 간호사/학생간호사에게 어떠한 일탈에도 주의하고 위기 발생 시 필요한 기술을 갖추도록 요구한다. 물론 항상 그녀가 아끼는 두 사람, 즉 대상자와 자궁 속의 아기가 있다는 것을 인식한다.

신생아는 두 번째 환자이다. 출생 시 신생아는 자궁 외에서의 삶에 빠르게 적응해야 한다. 간호사/학생간호사는 적응징후를 평가하고 필요에 따라 다음 간호과정을 진행한다. 최근까지의 초점은 생리적 적응에 한정되어 있었다. 의료서비스 제공자로서 우리는 이제 아기가 어머니와 함께(첫 1시간 동안 산모의 가슴에 피부를 대고) 하는 것이 산모와 신생아의 심리적 행복을 가져온다는 것을 알게 되었다. Skin-to-skin 실무를 적용한 이후로 대부분의 신생아는 체온, 혈당 수치를 유지하고 첫 모유수유를 성공적으로 마쳤다. 간호사는 신생아가 어머니의 가슴에 있는 동안 신생아에게 필요한 모든 평가를 수행할 수 있다. 체중 측정과 평가는 나중으로 연기한다. 간호사/학생간호사는 성인의 표준치와 신생아의 표준치가 매우 다르다는 것을 알아야 한다. 신생아 크기는 표준과 편차가 거의 없다. 예를 들어, 저체온증인 신생아는 폐쇄된 난원공이 열릴 위험이 있으며, 대사성 산증으로 이어진다. 신생아는 "기분이 좋지 않다"는 의사소통을 할 수 없고, 간호하는 사람의 관찰에 달려 있으며, 이 연령대의 안전 문제를 지속적으로 염두에 두어야 한다.

산후 여성은 출산에서 회복되기 시작하면서 생리적 · 심리적 평가가 필요하다. 간호사/학생간호사의 평가는 특히 자궁이 임신 전 상태로 돌아가는 정상적인 과정을 확인하는 것이다. 산후 회복기 6주 동안 정상상태에 대한 교육을 제공한다. 간호사/학생간호사는 대상자가 어머니의 역할을 맡고 안전한 신생아 양육을 시연하고 강화할 수 있도록 대상자를 지원한다.

더 깊이 성찰해 보면, 나는 산부인과에서 간호사/학생간호사를 위한 세 번째 환자가 존재한다고 주장하고 싶다. 그것은 넓은 의미에서 정의된 가족이다. 간호사/학생간호사는 신생아가 생김으로써 필요한 역할을 조정하고 확장함에 따라 어머니, 아버지, 형제 · 자매, 조부모 등 직계가족을 하나의 단위로 지원한다. 홈커밍데이와 같은 미리 계획된 지침이 이 적응에 도움이 될 수 있다.

모성간호학 임상강사는 이 분야에 대해 잘 알고 있어야 하며, 간호에 대해 열정적이어야 한다. 강사는 명확하게 의사소통할 수 있고 학생들의 수준에 맞게 교육을 조정할 수 있어야 한다. 교수자는 학생들을 존중하고 학생들의 기대를 명확히 해야 한다. 교수자는 학생들의 실습에 대해 책임을 져야 한다. 강사는 특히 임상영역에서 지도 · 감독할 때 접근 가능해야 하고, 질문에 대해 개방적이어야 한다. 또한 강사는 가르치는 것을 좋아해야 하며, 환자의 안전을 최우선으로 생각해야 한다.

모성(maternity)은 일반적으로 행복한 분야이지만 여성의 삶에서 중요한 시간이기도 하다. 그것은 육체적으로나 정신적으로 여성을 지원할 뿐만 아니라 그녀에게 힘을 실어줄 수 있는 기회를 제공한다. 학생들에게 모성에 대해 가르칠 때, 당신은 사후세미나에서 어머니들이 경험했을 수도 있고, 아마도 학생이 가지고 있거나 가질 수 있는 인생 경험에 대해 토론할 기회가 있을 것이다. 나는 그것이 개인적인 경험이 아닌 출산을 관찰하고 성찰할 때 개인적 성장의 기회가 될 수 있다고 생각한다.

다른 임상 분야와 마찬가지로, 모성실습에도 어려움이 없는 것은 아니다. 특정 병원의 정책은 '네일 매니큐어나 인조 손톱 금지'였다. 학생들은 캠퍼스 내 오리엔테이션에서 이 사실을 알게 되었다. 관찰 오리엔테이션데이(학생들이 환자를 돌보지 않음) 동안, 나는 학생의 손톱이 길고 매니큐어를 칠했다는 것을 알았다. 나는 학생에게 매니큐어를 제거하고 손톱을 다듬어야 한다고 말했고, 손톱이 신생아에게 위험이 될 수 있다고 설명했다. 다음 주에, 학생은 손톱이 길고 윤이 나는 상태로 병원에 도착했다. 나는 그녀를 집으로 보냈고 그녀는 임상실습에서 결석으로 처리되었다. 간호사는 환자 안전에 전념해야 한다.

임상강사로서 자신의 한계를 알고 있어야 한다. 안전하게 감독할 수 있는 학생들에게만 임상수행과제를 준다. 간호직원과 공식적인 합의가 없는 한 간호사는 학생에게 환자의 상태를 관찰하거나 확인할 의무가 없다고 보고한다. 강사는 학생들로부터 모든 평가를 받고 필요에 따라 후속 조치를 지시할 책임이 있다. 이때는 간호사와 학생 모두에게 긍정적인 것으로 확인된 직원에게 도움을 요청한다. 환자의 안전이 가장 중요하다. 병동의 비정형화된 업무에 대해 질문하는 것을 두려워하지 않아야 한다. 정책과 절차를 알아야 하지만 교수자, 학생 및 병원직원 간의 원활한 업무 관계를 유지하기 위해 알아야 하는 공식적인 방법은 적을 수 있다. 상냥한 것이 좋지만 직원에게 개인적으로 관심을 보이되 병동의 정치적인 개입은 피하는 것이 좋다. 교과목에서 예상되는 학생의 결과를 증명할 서면과제를 구성하고 실습일지를 작성한다. 임상현장을 떠나기 전에 학생, 배정된 환자 및 해당 날짜의 결과를 기록한다.

내 · 외과(성인간호)

Susan Stabler-Haas, PMHCNS-BC, RN

내 · 외과 혹은 성인간호학을 가르칠 때, 학생에 대한 기대수준을 설정하기 전에 대부분의 간호는 담당할 학생의 수준에 크게 좌우된다. 예를 들어 학생들이 성인간호학 실습이 처음이라면, 환자와 가족에게 자신을 어떻게 소개하는지, 어떻게 말하고 보고를 받는지, 담당간호사에게 무엇을 보고하는지, 활력징후를 어떻게 측정하는지 등 기본적인 환자간호에 대한 교육부터 시작해야 한다. 대부분의 학생들은 이러한 기본 술기를 연습하고 배우는 시뮬레이션 실습 경험을 가지고 있다. 이 경험이 도움은 되지만 임상강사로서 실제 환자간호 환경에서 수행하는 동안 학생들을 집중 관찰해야 한다.

학생이 혈압을 측정할 때 이중 청진기(double stethoscope)를 사용할 수 있다면 학생과 동시에 환자의 혈압을 청진하여 학생의 활력징후 판독의 정확성을 확인한다. 혈압을 수동으로 측정하는 법을 배우는 것이 필수적이기 때문에 전자혈압기에만 의존해서는 안 된다. 40kg인 노인 환자의 혈압과 시뮬레이션 실험실의 마네킹의 혈압을 측정하는 데는 상당한 차이가 있을 수 있다. 다양한 환자, 다양한 진단 및 다양한 질병 중증도 경험을 고려할 때, 성인간호학 임상강사는 한 번에 다양한 요구를 침착하게 조정하는 데 매우 유연해야 한다.

성공적인 강사는 직원 및 학생들과도 의사소통을 잘 할 것이다. 대학의 성인간호학 프로그램 코디네이터인 Diane Ellis(MSN, RN, CCRN)는 다음과 같은 방식으로 성인 내 · 외과 실습지에서 강사–학생 의사소통의 중요성을 강조한다. "학생에게 피드백을 자주, 많이 제공한다. 중간평가 때 기대치를 서면으로 제공한다. 'A' 학점을 받기 위해 그들이 해야 할 일을 분명히 설명한다. 그들이 당신에게 와서 생각과 아이디어를 공유하도록 해야 한다. 학생들이 생각을 공유하고 나면 유추해 낼 것이다(Personal communication, November 18, 2016)."

성인간호학 실습생과 유쾌하고 친근한 관계를 유지하되, 그들과의 관계는 친구가 아닌 교수자와 멘토의 관계라는 것을 기억해야 한다. 무엇보다도 그들과의 관계는 공정해야 한다. Barnsteiner와 Disch(2016)의 'Creating a Fair and Just Culture Within Schools of Nursing'이라는 흥미로운 웹 세미나에서 일부 유용한 '통행규칙(Rules of the road)'을 간결하게 알 수 있다. 이러한 규칙은 다음과 같다.

- 학생들은 양질의 간호서비스를 제공하는 것과 같이 안전한 환경에 기여할 책임이 있고 준비되어 있어야 한다.
- 실수는 학습의 일부이며 전문직 실무의 일부이다.
- 학생들은 자신의 행동에 대해 책임져야 하지만 그들이 통제할 수 없는 시스템 결함에 대해 비난을 받아서는 안 된다.
- 무분별하게 행동하는 학생은 교과목을 낙제하거나 프로그램에서 제적될 수 있다.

학생들이 책임을 지게 하는 것은 매우 중요하다. 이러한 강사 역할의 중요한 측면을 보여주는 한 가지 예는 약물 투여에 대한 것이다. 현재 많은 임상현장에서 학생들이 약물을 투여할 수 없다. 이 귀중한 학습 기회가 허용될 때, 학생의 약물 투여 경험을 감독하는 것은 종종 성인간호학 임상강사에게 맡겨진다. 이것은 매우 도전적인 역할이다. 한번은 약물을 투여하도록 배정된 학생이 있었고, 그날에 배정된 약에 대해 알고 있어야 했다. 불행하게도 학생이 약을 줄 준비가 되었다고 알리자마자, 병원의 사용하기 쉬운 온라인 약물 검색 시스템에 접속했음에도 불구하고, 학생이 약에 대해 전혀 알지 못한다는 것이 드러났다. 약물 투여에는 시간이 너무 오래 걸렸고, 모든 약물이 투여되기 전에 환자가 병동을 떠나야 했다. 나는 환자가 병동으로 돌아왔을 때 약물 투여 과정을 계속할 수 있도록 학생에게 나를 부르게 해서 투약을 계속할 수 있게 했다. 그날 아침 늦게 학생을 보았을 때, 나는 그 학생이 남은 약물을 혼자서 투여하였다는 것을 알게 되었다. 학생은

"괜찮을 줄 알았다."고 말할 뿐 후회나 불안은 없었다. 이 사건에서 나는 교과목 코디네이터의 지원을 받아 그 사건을 문서화하고, 그 학생이 다음에 투약 기회가 있을 때 어떻게 하는 것이 성공적으로 목표를 달성하는 것인지를 문서로 기록했다. 그 학생은 그 행동이 반복되면 그 과목에서 낙제할 위험이 있다는 것을 추가로 알게 되었다. 현재 대부분의 병원과 간호시설은 임상강사가 환자에 대한 모든 약물 투여를 감독해야 한다는 임상교수에 대한 기대를 문서화하고 있다.

내 · 외과 병동과 중환자실 경력이 풍부하더라도, 강사로서 학생들이 갑자기 제기한 질문에 대한 모든 답변을 항상 알 수 있는 것은 아니다. 따라서 필요에 따라 기꺼이 병동에 질문하고 약물을 연구해야 한다. 병동의 어느 간호사가 안전하고 숙련된 직원인지 확인하고, 그 사람을 질문의 리소스로 활용하면 좋다. 자신의 지식 격차에 당황하기보다 이 불가피한 상황이 발생할 때 간호사가 해야 할 일을 역할 모델링할 수 있는 기회로 활용하도록 한다. 특정 진단, 약물, 절차에 대해 알지 못하는 경우 솔직해야 한다. 그렇게 함으로써 당신은 자신을 진정성 있는 사람으로 보이게 할 것이며, 학생들은 당신에게 감사할 것이다. 같은 역할 모델링의 맥락에서 당신이 간호사로서 자신의 역할을 즐기는 것을 보는 것이 학생들에게 도움이 된다. 환자와 대화할 시간을 가지고, 사정 기술을 수행하고, 목욕을 돕거나 등 마사지를 할 시간을 찾도록 한다.

로테이션이 끝나면 간호초보자에게 그들이 선택한 직업의 위험과 보상을 숙지시킬 수 있었다는 점에서 성취감을 가져야 한다. 학생들이 환자와 접촉하기를 두려워한 첫 임상실습날을 기억하고, 마지막 날에 한 번에 두세 명씩 간호하는 모습을 보면서 미소를 지을 수 있다. 또한 사후컨퍼런스에서 학생들이 강의실에서 배운 지식과 임상 지식을 동화시키기 시작할 때, 간호사가 되어가는 것에 대해 무언가 알 것 같다고 말하는 모습을 보는 것도 기쁠 것이다. 당신의 학생이 방금 간호한 환자가 다음 실습날에 같은 학생을 배정해 달라고 요청할 때에도 동일한 자부심을 갖게 될 것이다. 임상로테이션이 끝난 후에도 가르친 졸업생으로부터 이메일 및 메모를 받는 것이 의미가 있을 수 있다. 그들이 당신에게 신규간호사가 되었다는 것을 알리고 당신에게 감사하고 있는지를 알려주는 간단한 메모를 통해 당신이 왜 간호학을 가르치기로 결정했었는지를 상기시켜 줄 것이다.

지역사회간호

Kathleen Williams Yates, MSN, RN

지역사회 환경에서 강사의 역할은 감독에서 조언으로 확장된다. 학생들이 가정건강방문을 통해 지역사회로 나가는 경우, 강사는 여러 가정에서 동시에 모든 학생들과 함께 있을 수는 없다. 학생들은 2인 1조로 환자의 가정을 방문한다. 강사는 일반적으로 평가목적으로 이들 그룹 중 한 그룹과 함께 간다. 강사는 또한 보건소나 방문간호실에서 학생들과 사전컨퍼런스와 사후컨퍼런스를 주관한다. 사전컨퍼런스는 환자 정보를 수집하고 학생들이 실행할 계획을 함께 개발하는 것으로 진행된다. 학생의 가정방문이 끝난 후 시행하는 사후컨퍼런스에서는 방문 진행방식, 다음 방문 계획, 방문 결과 기록, 담당간호사에게 보고, 질문 또는 우려사항을 논의한다. 강사는 대부분의 가정건강방문에 개인적으로 학생들과 동행하지 않기 때문에 학생들에게 환자간호, 사정, 실행, 평가에 대해 조언하고 협력한다. 학생들은 환자 방문을 독립적으로 수행하지만, 항상 강사, 담당간호사 및 가정건강관리 기관과 즉시 의사소통할 수 있어야 한다.

지역사회 강사는 학생들에게 격려와 자신감을 심어줄 수 있어야 한다. 로테이션이 시작될 때 학생들은 일반적으로 직접적인 감독 없이 가정방문을 수행할 수 있고, 충분한 준비가 되어 있다는 확신이 필요하다.

나는 지역사회간호를 가르치는 것이 모든 간호학 교과목 중 가장 보람 있는 일이라고 생각한다. 학생들이 NCLEX 시험을 치고 간호전문직에 합류하기 전, 졸업 전에 수강하는 마지막 과목이다. 그들은 엄청난 지식과 흥분을 가지고 이 과목에 들어온다. 내 생각에는 학생들과 협력할 수 있는 기회를 갖는 것이 이 과정을 가르칠 때 가장 만족스러운 부분이다.

물론 문제가 발생할 수 있다. 한번은 학생 그룹이 방문했을 때 환자의 혈압이 매우 높았던 일이 있었다. 학생들은 강사, 간호사, 의사 또는 기관에 알리지 않았고 시행되어야 할 계획이나 중재 없이 환자의 집을 떠났다. 학생들이 시설로 돌아와 환자의 상태를 보고하자마자 나는 환자를 재평가하기 위해 즉시 집으로 갔다. 환자는 고혈압이었고 119에 신고해야 했다. 이것은 학생들에게는 학습 경험이었다. 상태가 불안정한 환자를 절대 떠나지 않아야 한다. 나는 지금 이것을 나의 미래의 모든 임상실습그룹에 실제 사례로 사용하고 있다.

지역사회건강 세팅에서 가르치는 것은 학생들을 직접 감독할 수 있는 병원 환경과는 매우 다르다. 신규 지역사회 강사가 "해 봐." 하고 학생들에게 자율권을 주는 것은 어렵다. 교육자로서 우리는 그들이 제대로 준비되어 있고 감독 없이 철저하고 정확한 간호사정과 중재를 수행할 수 있다는 확신을 가질 필요가 있다.

정신건강

Jessica Vann, MS, APRN, NP-C

정신건강간호에서 강사는 학생들이 업무 지향적이지 않고 환자 전체에 초점을 맞추도록 하고 있다. 이전에는 학생들의 관심이 환자의 신체적 요구를 간호하는 데 중점을 두었으며, 정서적 요구를 알고 있지만 그에 대해 얼버무렸을지도 모른다. 이제 우리는 그들에게 환자의 감정을 직접적으로 다루고 환자의 감정을 좀 더 깊이 탐구하도록 요청하고 있다. 성공적인 강사는 인내심이 강하고 학생의 요구에 민감한 사람이다. 많은 학생들이 불안과 두려움을 가지고 정신건강실습지에 온다. 강사는 자신의 기대를 관리하면서 이러한 두려움을 해소해 줄 수 있어야 한다. 학생들을 위해 침착하게 무대를 꾸미는 것은 일부 학생들의 직업적 관심을 그들이 전혀 고려하지 않았을 간호 분야로 돌릴 수도 있다. 학생들이 이 특정 환자집단과 환자에게 봉사하는 사람들에 대한 새로운 존경심을 가지고 그 경험에서 벗어날 때 그것은 개인적으로 성취감을 준다.

정신건강실습이 학생 자신의 개인적 또는 가족적 어려움을 표면화시킬 수 있다는 가능성을 인식해야 한다. 한 학생이 자신의 정신과적 문제를 인정하고 이 대상자들에게 줄 것이 아무것도 없다고 느꼈다. 많은 지도와 상담, 코칭이 필요했지만 일단 학생이 자신이 제공해야 할 것을 깨닫고 나서 임상실습지에서 뛰어난 최고의 학생이 되었다.

창의적이고 혁신적인 방법을 사용하여 학생들이 정신건강간호에 관심을 갖도록 하는 것이 중요하다. 또한, 이 역할은 종종 학생들에게 그들이 경험하고 표현하는 정서적 문제들을 다루는 역할도 포함한다. 학생 문제를 다루기 전에 한걸음 물러서서 스스로를 돌아보는 것도 괜찮다.

임상학생

임상교수가 임상실습에서 가르치게 되는 학생의 유형(일반 학생과 다른 경력을 가진 편입생)을 인지하는 것은 성공적인 상호작용 단계를 설정하는 데 유용하다. 이는 학제와 상관없이 마찬가지이다.

일반적인 간호대학생

일반 학생은 일반적으로 고등학교를 갓 졸업한 학생이며, 간호대학이 고등학교 졸업 후 첫 진로 경험이다. 일반 학생들은 다음에 설명하는 타 전공 편입생보다 더 자세한 지침이 필요하다. 그들에게는 당신이 임상실습을 위해 자가평가를 시행하는 것이 무엇을 의미하는지 더 자세하게 설명해 주어야 한다. 왜냐하면 그들은 일을 위해 자가평가를 할 필요나 기회가 없었기 때문이다. 이전 학생들의 예를 통해 그들이 원하는 것을 이해할 수 있다. 또한 '디지털 토착' 세대의 구성원들은 일반적인 의사소통 수단으로 종이를 사용하는 것을 꺼리기 때문에 서면으로 된 사본이 필요하다면 강조해서 전달해야 한다.

일반 학생들은 피드백을 갈망한다. 그들은 초연결 시대에 자랐다. 그들은 부모, 교사 및 코치로부터 즉각적인 반응을 얻는 데 익숙하다. 그들은 질문에 즉각적으로 반응하는 데 익숙하고, 요청하지 않은 의견과 논평을 공유하는 데 거리낌이 없다.

이차 직업(이차 전공) 간호대학생

용어에서 알 수 있듯이 이 학생들은 이미 다른 분야의 학위를 받았거나 다른 분야에서 경력을 쌓았으며 지금은 간호경력을 원하는 학생들이다. 놀랍게도, 이차 직업/전공 학생들은 나이가 많고, 이미 간호 이외의 분야에서 일한 경력이 있고, 교육비를 스스로 지불하지 않아도 되는 경우가 많다. 이 학생들은 사전에 모든 과제와 요구사항을 통지 받기를 원한다. 그들은 종종 배우자와 자녀, 그들의 관심을 필요로 하는 고령의 부모, 그리고 간호사가 되는 새로운 목표를 달성하기 위해 균형을 잡아야 하는 다른 많은 개인적인 의무를 가지고 있다. 이러한 요소들은 학생들에게 매우 동기부여가 되는 요인일 수도 있지만, 의기소침하고 간호학 학위에 대한 혼란스러워 하는 간호학사 후보자가 되게 할 수도 있다. 이 그룹의 스트레스를 관리하는 것은 간호 분야에서 가장 어려운 일 중 하나일 수 있다. 그들은 'A' 이하의 모든 학점을 실패한 것으로 느낄 수 있다. 어쩌면 이차 직업 학생에게는 부담이 더 클 수도 있다. 원래 가지고 있었던 직업을 그만두는 결정은 무슨 수를 써서라도 간호 분야에 들어오겠다는 결심을 의미하는 것일 수도 있다. 어떤 경우든, 이 이차 전공 학생들은 다소 열정적일 것으로 기대한다.

일반 학생이나 이차 직업 학생들을 가르치는 임상강사는 확고한 자의식을 가지고 있어야 한다. 당신은 그들에게 "나는 잘 모르니 좀 찾아봐 주겠니?"라고 말하는 것이 편안해야 한다. 당신은 그들에게 안전한 간호가 모든 답변을 아는 것은 아니라는 점을 가르치는 역할 모델이다. 당신의 전문 지식에 도전하는 경우에는 개인적으로 받아들이지 않도록 한다. 믿거나 말거나, 오늘날의 많은 학생들은 수년간 전문 분야에 종사했더라도 당신의 지시에 의문을 제기할 것이다. 여러분은 아마 그 학생들에게서 "나는 그것이 사실이 아니라고 생각하였다."와 같은 말을 듣게 될 것이다. 심호흡을 한 다음, 그들의 주장을 뒷받침할 만한 문서를 제시하도록 요청하고, 이 문서가 정확하지 않은 경우, 해당 사실을 인정한다. 임상교수와 학생들은 안전한 환자간호라는 공통의 목표를 가지고 있으며, 겸손한 자세와 모든 것을 다 아는 사람은 없다는 사실을 받아들이는 것이 필요하다.

임상실습조의 다이내믹

그룹 다이내믹을 무시하려면 위험을 각오해야 한다. 놀랍게도, 임상강사가 되는 것에 대한 이 본질적인 부분에 대한 기록이 거의 없다. 대부분의 임상실습그룹은 최소 6~10명의 학생으로 구성된다. 그들이 간호할 환자집단과 마찬가지로, 임상실습조의 구성은 끊임없이 변화하는 문화, 성별 및 민족성의 변화무쌍한 조화를 나타낼 수 있다. 이러한 모든 요소는 그룹이 함께 협력하고 기능하고 학습하는지에 영향을 미친다. 임상실습조 내에서 확립된 응집력 수준은 모두 당신의 일상생활에 영향을 미칠 것이다.

자신과 임상실습조 사이, 그리고 임상실습조 자체 내의 관계를 설정하는 것은 그룹 전 단계(Pregroup), 전환 단계(Transition), 작업 단계(Working), 최종 단계(Final)의 네 단계로 구분할 수 있다(Corey, Corey, & Corey, 2010). 다음은 이 네 단계의 맥락에서 제공되는 임상실습조에 대한 몇 가지 고려사항이다.

그룹 전 단계

오리엔테이션 당일에 주의를 기울여야 한다. 학생들은 모두 그들만의 불안과 걱정을 가지고 있다. 표현하는 것이 안전하다고 느끼는 분위기를 조성해 준다. 예를 들어 한 학생의 아버지가 최근에 알코올성 간경변으로 사망했으며, 이제 중독 문제가 만연한 정신건강실습을 시작하게 된다. 강사가 각 학생의 질문과 문제를 처리하는 방법은 임상실습조가 문제를 공유하고 학습하기에 안전한 장소인지 여부를 결정한다.

전환 단계

학생들이 목표에 대해 무엇이 필요한지 결정하고, 학습에 대한 책임을 받아들이고, 서로 도울 수 있는 방법을 결정하는 단계이다.

작업 단계

학생들이 약물을 투여하고 임상실습조와 함께 관련 문제를 검토하는 생산적인 단계이다. 그들은 담당간호사와 있었던 어려움에 대해 이야기하고, 구성원들과 다음과 같은 상황이 생겼을 때, 어떻게 대처할 수 있는지 생각해낼 수 있다. 때때로, 당신과 한 명 이상의 학생 또는 학생 간에 갈등이 발생한다. 학생들은 그들이 당신이 필요할 때 만날 수 없다고 말하거나 병동에서 당신을 찾을 수 없다고 말할 수도 있다. 침착하고 방어적으로 행동하지 않아야 한다. 학생들이 문제를 해결하도록 돕고, 그들의 제안을 즐기고, 6~10명 이상의 학생 또는 다른 병동의 학생도 감독해야 하는 역할에 대한 현실과 시간 제약에 대해 알리는 것이 좋다. 학생들은 때때로 컨퍼런스나 '뒤에서' 동료들을 괴롭히거나 이야기할 수 있다. 무례함은 용납되지 않는다는 것을 알리고 각 학생에게 즉시 그 문제를 제기한다. 간호의 세계는 무수한 성격을 가진 사람들로 이루어져 있으며, 간호사의 본질적인 속성 중 하나는 다양한 유형의 사람들과 함께 일할 수 있는 능력이라는 것을 상기시킨다.

동시에, 임상실습조를 직 · 간접적으로 '파괴'할 수 있는 모든 학생에게 주의를 기울여야 한다. 임상실습조의 한 사람이 다른 구성원과 상충 관계를 가질 수 있으며, 서로에 대한 그들의 적개심은 나머지 학생들 사이에서 유사한 분열을 쉽게 유발할 수 있다. 또한 당신이 가진 강사로서의 권위로 인해 성격적인 문제 또는 더 잠재적인 문제를 겪는 사람이 있을 수도 있다. 아마도 당신은 그들과 갈등 관계가 있는 부모를 떠올리게 할 것이다. 그러한 학생들이 무의식적으로 당신을 부모의 대리자로 보는 것은 드문 일이 아니다. 임상실습조의 화합에 위협이 되는 행동을 하는 특정 학생을 관찰할 때는 임상코디네이터에게 조기에 지원을 요청하는 것이 좋다. 문제가 있는 학생과의 사적인 대화를 나누는 것만으로도 일이 제대로 돌아갈 수 있도록 할 수 있을 것이다.

상담에서 원하는 효과를 얻지 못할 경우, 모든 관련 사실을 문서화하여 전자기록(Electronic trail)을 만들어야 한다. 학교의 정책에서 달리 규정하지 않는 한, 공식적인 시정 조치로 이 문서를 공유하는 것을 고려하는 것이 좋다. 대개 이러한 단계를 통해 모든 학생에게 학습에 도움이 되는 분위기를 제공하겠다는 약속을 강화하는 동시에 문제행동에 대한 사기를 저하시킬 수 있다. 다른 모든 방법이 실패했을 때, 당신, 학생, 임상코디네이터 및 기타 적절한 행정담당자와 관련된 회의에서 문제를 해결해야 한다.

최종 단계

각 간호학 과목을 진행하면서 배운 내용과 이 학습이 어떻게 유지되는지 파악한다. 자신의 시간에 검토해야 할 그룹 영역을 식별한다. 예를 들어 학생들이 약물을 투여하고 비경구약물을 제공할 기회가 거의 없었다면, 실습실로 돌아가거나 다음 실습을 시작할 때 이러한 필요성을 확인하도록 격려한다.

대부분의 경우, 임상그룹을 만나는 것은 즐거울 것이고, 그들의 발전과정을 보면서 개인적으로 큰 만족을 느낄 것이다.

Fast Facts: 핵심내용 요약

- 임상교육의 많은 측면이 보편적이지만, 전문 분야에 따라 간호학생을 가르치는 데에는 여러 가지 차이점이 있다.
- 일반적으로 간호대학에서 일차적으로 연락하게 되는 사람은 임상코디네이터이다.
- 일반적으로 말해서 일반 학생들(젊고, 최근에 고등학교를 졸업한 학생)과 이차 직업 학생들(나이가 많고, 일하는 학생, 아마도 이미 다른 학위가 있는 학생)과는 차이가 있다.
- 그룹 다이내믹을 적절하게 다루는 것은 임상 경험을 '만들거나 깨트릴' 수 있다.

Reference

Barnsteiner, J., & Disch, J. (2016). QSEN update: Creating a just culture within schools of nursing [webinar]. Retrieved from http://www.aacnnursing.org/Professional-Development/Webinar-Info/sessionaltcd/WFR16_03_31

Corey, M., Corey, G., & Corey, C. (2010). *Groups: Process and practice* (8th ed.). Belmont, CA: Brooks/Cole.

II

당신의 성공은 당신에게 달려 있다: 임상실습지도 준비하기

4

당신은 손님이므로 손님처럼 행동하라

당신의 성공은 당신에게 달려 있다. 이 장은 임상강사와 임상부서 직원 사이의 필수적인 '생명을 구하는' 관계를 논의하는 첫 번째 장이다. 당신이 배정된 병동은 교실이 아니다. 간호 직원의 영역이다. 당신은 손님이다. 이 장에서는 임상 환경에서 다른 기술을 가진 초보강사의 두 가지 예를 제시한다. 당신은 누구의 접근이 보다 효과적인지 판단하고 어떤 접근 방식을 채택할지 결정해야 한다.

이 장에서 배울 내용은 다음과 같다.

- 간호사와 의료진의 전문 지식과 각 분야의 전문가가 어떻게 행동하는지를 인식하는 기술(당신이 그들의 행동에 동의하지 않더라도)
- 정보와 'EQ(감성지능)' 사용이 임상강사를 '만들거나 파괴할' 수 있음
- 간호사들과 효과적으로 상호작용하는 방법

임상현장은 교실의 대안이 아니며, 교수자의 영역으로 간주되어서는 안 된다. 임상현장은 간호단위이므로 이를 담당하는 간호사의 영역이다. 임상강사로서의 당신의 역할은 궁극적으로 해당 병동의 손님이라는 사실에서 벗어나지 않는다. 당신의 목표는 당신과 그 병동의 간호사들 사이에 필수적이고 전문적인 '생명을 구하는' 관계를 구축하는 것이다.

학생들이 간호하게 될 환자는 해당 병동의 간호사와 보조인력의 책임이다. 환자간호에 대한 그들의 권한에 동의하도록 한다. 대학원에서는 거의 논의되지 않았지만, 이 무언

의 규칙은 임상강사의 성공에 필수적이다. 상황에 따라 때때로 해당 전문지식을 의심하게 하는 상황이 발생하더라도 항상 간호직원이 그들의 환자를 돌보는 전문가임을 인정해야 한다. 만약 당신이 당신의 학생이나 환자의 복지를 위해 병동간호사의 행동을 언급하는 것이 중요하다고 느낀다면 따를 수 있는 방법이 있다. 먼저, 해당 대학의 코디네이터와 문제에 대해 상의한다. 그 사람은 이전 실습로테이션에서 비슷한 문제를 겪었을 수 있으며, 이전 경험으로부터 이점을 얻을 수 있다. 다음으로, 우려되는 사항에 대해 간호관리자와 상의해야 한다. 여기에서 주의해야 할 점은, 환자의 안전이 위협받지 않는 한, 새로운 임상강사로서 특정 직원에 대해 부서 관리자와 의논하기 전에 더 노련한 강사 또는 대학의 코디네이터에게 조언을 구하는 것이 가장 좋은 방법이라는 것이다. 간호직원과 관련하여 적절한 접근 방식을 채택하는 것의 중요성은 예시 4.1과 4.2에 설명되어 있으며, 이 예시에서 학생들을 새로운 병동으로 데려다 줄 임상강사의 두 가지 예를 제시하고 있다. 어떤 강사의 접근 방식이 더 효과적인지 결정해 보도록 한다.

사례연구: 학생들에게 임상 환경과 직원 소개하기

사례연구를 통해 배우기

이 사례연구를 바탕으로 다음 질문에 답하시오.

- 어떤 실습강사가 성공적인가?
- 어떤 기술이 가장 긍정적인 반응과 피드백을 받았는가?
- 어떤 학생들이 최고의 학습 경험을 갖게 되는가?
- 어떤 강사가 'EQ'를 활용하였는가?

Bob과 달리 Mary는 자신이 임상실습지에서 '손님'임을 분명히 알고 있었다. 그녀는 실습기관에 문의하여 간호관리자에게 학생들의 능력에 대해 알렸다. 그녀는 관리자에게 학생들과 함께 일하고 싶은 간호사를 배정해 달라고 부탁하였고, 간호사들이 멘토링 과정에 참여할 수 있도록 하였다. 간호사들에게 학생을 가르치는 것에(또는 가르치지 않는) 대한 선택권과 발언권이 주어지면, 간호사는 학생과 강사에게 더 나은 경험을 제공할 것이다.

Mary는 EQ를 활용하는 능력도 보여주었다. EQ는 자신과 다른 사람의 감정을 지각하고 평가하고 관리할 수 있는 능력이나 역량을 말한다(Goleman, 1995). Mary는 그 기관에 대해 독립적으로 연구하였고, 자신의 전문 지식과 경험을 논의하고, 관리자에게 의견

예시 4.1

Bob의 접근법

Bob은 임상강사를 처음 시작하는 신입 강사이다. 그는 지난 2년간 중환자실 간호사로 일하였고 최근 석사학위를 마쳤다. 그는 처음 방문하는 기관에 첫 그룹의 학생들을 데려가야 했으며, 간호관리자에게 전화하여 그녀와의 만남을 주선하였다. 그는 학생들이 사람, 장소 및 시간에 대한 지남력이 있고, 명확하게 의사소통할 수 있는 환자만 담당할 수 있도록 이야기하였다. 그는 또한 학생들에게 모닝케어나 위생간호를 시키지 않도록 관리자에게 요청하였다. Bob은 "학생들은 그들의 미래의 직업인 역할을 배우기 위해 여기에 있는 것이며, 침상만들기와 목욕은 포함하지 않습니다."라고 말했다. 간호관리자는 회의를 급히 끝내고 Bob에게 같은 날 다른 학교 실습이 배정되어 있어서 학생들을 수용하는데 문제가 있을 수도 있다고 말했다. Bob은 너무 화가 나서 말을 더듬으며, 자신의 학생들이 우선권을 가져야 한다고 말하였다. 분위기가 안 좋은 상태로 회의가 종료되었다.

예시 4.2

Mary의 접근법

석사학위를 이수하기 위해 두 과목을 더 이수해야 하는 Mary는 가정간호사로 5년의 임상경력을 가지고 있다. 그녀는 전에 임상실습 학생을 가르친 적이 있다. Mary는 머지않아 학생들을 데려오게 될 가정간호기관에 관한 정보를 수집했으며, 간호관리자를 만나기로 하였다. 그녀의 학생들은 에이전시의 간호사들과 함께 일하고 그들과 함께 가정방문을 할 것이다. Mary는 간호학 교과목의 목표를 간호관리자에게 설명하였다. 그녀는 자신의 경험을 자세히 설명하고, 간호관리자는 새로운 학생들의 전문 지식 수준을 알게 되었다. 그녀는 간호관리자에게 학생들의 가정방문간호에 가장 적합한 간호사를 알려달라고 요청하였다. 그녀는 학생들이 전문간호사와 짝을 이루어 직접적인 감독하에 많은 기능을 수행할 준비가 되어 있다고 강조하였다. Mary는 그 회의를 학생들이 이 학습 경험을 가질 수 있도록 허락한 간호관리자를 칭찬할 수 있는 기회로 사용하였다. 마지막으로 Mary는 학생들이 실습을 시작하기 전에 자신이 한두 번 간호사와 함께 방문에 참여해서 상호기대가 현실적으로 설정될 수 있도록 하였다. 관리자는 Mary가 반나절 동안 경험이 풍부한 간호사 중 한 명과 함께 할 수 있도록 준비하고, 다음 병동 컨퍼런스에서 학생들의 실습이 임박하였다는 것을 공지하겠다고 말하였다. 그는 직원들과의 미팅에서 이러한 전문가-학생의 상호작용의 상호이익을 강조하고 학생들을 멘토링할 간호사의 이름을 알려주겠다고 약속하였다.

을 구하고, 직원을 도우려는 학생들의 의지를 표현하고, 그 부서의 직원을 칭찬했으며, 간호사와 함께 일하면서 자신의 의견을 표현하였다. 예시 4.2에서 볼 수 있듯이 Mary는 간호사가 설문조사에 성공하기 위해 간호직원이 중요하다고 언급한 문항을 다수 포함하였다.

결론적으로, 학생간호사를 가르치게 될 새 병동에서 최소 하루를 보내는 것에 대한 보상은 투자된 시간을 훨씬 넘어설 만큼 중요하다.

간호직원과의 효과적인 상호작용

인간의 모든 상호작용이 그렇듯이, 상대방의 관점을 이해하면 성공적인 결과를 얻을 수 있다. 이 병동의 주인인 간호사들은 임상강사 및 간호학생에 대한 그들만의 기대를 가지고 있다. 이러한 기대를 이해하지 못하면 당신이 손님으로서 누락한 부분이 잘 몰라서 그랬을지라도 병동 직원은 당신이 책임을 다하지 않았다고 결론을 내릴 수 있다. 여기서 핵심은 병동 직원과 대화하는 것이다. 그들이 당신과 학생들에게 무엇을 기대하는지 질문해야 한다. 요청이 합리적인 경우 그들의 요구를 존중하고, 당신이 이행할 수 없는 경우에는 그 제약사항을 설명한다. 예시 4.3은 핵심질문에 대한 간호사들의 의견을 제시하고 있다.

예시 4.3

간호사, 간호보조원, 간호관리자가 생각하는 효과적인 상호작용

1. 임상강사가 할 수 있는 가장 유용한 일은 무엇인가?
   - 학생 명단과 학생에게 배정된 환자 명단을 만들고 배정된 환자의 약물 투여 목록을 작성한다.
   - 간호사에게 환자의 상태와 건강문제 또는 변화에 대해 조언을 구한다.
   - 간호사에게 학생들이 무엇을 도울 수 있는지 알려달라고 한다.
   - 학생에게 환자를 배정하기 전에 직원에게 보고한다.
   - 학생들이 주변에 그냥 앉아 있지 않도록 주의깊게 모니터링한다.
   - 학생의 질문에 답해 주러 온다.
   - 학생들의 약물 투약을 도와준다.
   - 약물 투여, 간호기록 등 학생이 할 수 있는 일에 대해 명확하게 설명한다.
   - 임상강사가 찾고 있는 환자 유형을 직원에게 알려준다.
   - 학생에게 배정된 환자를 면밀히 모니터링한다.
   - 간호보조원에게 병동의 모닝케어에 대해 문의하고 혼란을 피한다.
   - 학생들이 대부분의 근무시간 동안 회의실에 앉아 있지 않도록 한다.
2. 매일 도착 시 학생들과 직원 사이에서 어떤 상호작용이 적절한가?
   - 함께 일하게 될 간호사와 간호보조원에게 학생들을 소개하고 그들이 무엇을 할 계획인지(예: 목욕, 약물, 활력징후) 전달한다.
   - 질문하기 전에 간호사가 이전 교대조에서 인계받을 시간을 준다.
   - 가능한 한 간호사의 라운딩에 동반한다.

- 환자의 전날 밤과 하루 안의 목표에 대한 정보를 검토한다.
- 자신에게 배정된 환자에게 자신을 소개한다.
- 환자가 식사에 도움이 필요한지 여부와 그날 검사 일정이 잡혀 있는지 확인한다.
- 처방이 있는지 컴퓨터를 확인한다.
- 첫 번째 상호작용 시 환자의 활력징후를 측정한다.
- 업무가 진행되면서 간호사에게 무슨 일을 했는지 계속 알려준다.

3. 매일 병동을 떠날 때 직원과 학생의 상호작용은 어떻게 하는 것이 적절한가? 학생들의 마지막 활동은 무엇이어야 하는가?
   - 하루 일과가 끝났을 때 직원들에게 알려준다.
   - 병동을 떠나기 전에 마지막 활력징후를 측정한다.
   - 중요한 결과 및 우려사항을 포함하여 관련 정보에 대해 보고한다.
   - 섭취량과 배설량을 기록한다.
   - 간호사와 간호보조원에게 수행된 작업과 수행되지 않은 작업을 알려준다.
   - 환자에게 인사하는 것을 잊지 않는다.
   - 간호기록과 같은 작업이 완료되지 않은 경우 간호사에게 알린다.
   - 환자를 편안하게 두고 필요에 따라 자세를 변경해 준다.
4. 기타
   - 병동직원들은 항상 콜벨에 응답하는 학생들에게 감사해한다.
   - 학생들은 의사 회진 시 귀를 기울여야 한다. 배울 수 있는 기회이다.

Fast Facts: 핵심내용 요약

- 당신은 손님이다. 손님처럼 행동해야 한다. 병동간호사들과의 긍정적인 관계가 가장 중요하다.
- 환자에 대한 궁극적인 책임은 병동간호사들에게 있다.

Reference

Goleman, D. (1995). *Emotional intelligence.* New York, NY: Bantam.

5

학기 조직하기–계획 세우기

임상강사는 각 임상실습이 이루어지는 시설의 규정과 요구사항을 검토해야 한다. 이 장의 목표는 임상실습 첫날에 대한 청사진을 제공하는 것이다. 실습로테이션은 일주일에 한 번, 두 번 또는 세 번씩 4일에서 14주까지 지속될 수 있다. 각 임상강사는 대부분 첫날에 학생들을 위한 지침이나 기대에 대한 인쇄물이나 온라인 자료를 준비하고 검토하기 때문에, 이 장에서는 오리엔테이션 일정표 템플릿을 제공한다. 샘플 가이드 및 규정은 어느 기관에나 적용할 수 있다. 이것들은 저자가 개발한 것이며 매우 효과적으로 사용되었다. 이번 판의 보너스는 최근 한 졸업생이 개발한 귀중한 도구로 교대 보고서, 활력징후 사정과 간호계획 자료, 환자와의 작업에 대한 팁 및 사후컨퍼런스 도구의 변화에 대해 학생들이 알아야 하는 모든 측면을 포함하는 주옥같은 템플릿이다.

이 장에서 배울 내용은 다음과 같다.

- 첫 실습일 전에 임상강사가 학생들과 해야 할 일
- 임상실습학생들과 함께 실습 첫 날을 조직하고 수행하는 방법
- 학생들에게 병동에 대한 오리엔테이션을 향상시키고 책임을 이해시키기 위해 인쇄물이나 온라인 가이드 등 가장 효과적으로 사용할 수 있는 청사진
- 오리엔테이션 이후에 학생으로부터 서명된 임상기대진술서(clinical expectation statement)를 준비하고 배부하는 것의 이점

학기 첫 실습 전

학생들은 누구인가? 임상실습이 이루어지는 시설은 그 시설의 컴퓨터 시스템에 쉽게 접근할 수 있도록 사전에 이름을 필요로 하는가? 그들은 이전에 어떤 임상 경험을 가지고 있는가? 임상현장에서 가르치는 전문 분야에 대해 강의실에서도 배우는가? 일부 대학은 강의실 및 임상주제가 일치하도록 조정하지 않으므로 준비할 때 고려해야 한다. 임상실습이 합격/불합격으로 평가되는가, 아니면 실제 학점을 부여하는가? 학점을 매긴다면 더 도전적인 일을 가지게 된다. 많은 학생들이 높은 성적을 받는 것에 익숙하며 임상실습을 위한 'A' 학점은 단순히 제 시간에 출석하는 것 이상을 포함한다는 것을 알게 되어 기쁘지 않을 수 있다. 임상실습지 자체에서도 임상강사의 계획에 자신들의 자체적인 기대를 더하려고 하는 일이 종종 있다. 임상강사를 위한 정보목록은 예시 5.1에 있다.

임상실습현장에 따라 새로운 병동에 대한 오리엔테이션을 가지려면 사전에 최소 2일 정도가 필요할 수 있다. 이전에 학생들과 특정 병동에 있었더라도, 마지막 경험 이후 시

예시 5.1

임상강사를 위한 정보목록

신규 임상강사는 학생이 실습을 나오기 전에 임상간호교육자와 환자간호관리자를 만나야 한다.

1. 환자 배정을 명확히 하고 그것이 학생들에게 적합한지 확인한다.
2. 직원, 관리자, 교육자와 의사소통하고 임상실습계획을 강화한다.
3. 병동의 루틴 업무에 익숙해지도록, 병동간호사를 따라다니는 시간을 계획한다.
4. 병동별 협약서를 작성한다.
5. 기타 필요한 서류를 제출한다.
   - 강사 및 학생의 이름이 들어 있는 명단파일과 기관의 보안 정책과 컴퓨터 접근에 필요한 기타 관련 정보
   - 책임과 직위에 대한 진술서
   - 최근 이력서
   - 임상 검토 양식
6. 학생 배정에 관한 정책 준수
   - 강사는 학생 배정을 담당한다.
   - 신규 직원에게 학생을 배정하지 않는다.
   - 약물을 투여할 학생에 대해 직원에게 알린다.
   - 감독자는 모든 학생의 약물 투여를 감독한다.
   - 모든 평가는 임상강사가 서명한 관련 문서와 함께 조기에 수행한다.
   - 학생들에게 병동에서 휴대전화 사용이 허용되지 않음을 알고 있는지 확인한다.

간이 지났다면 4~6시간 동안 다시 방문하는 것이 현명하다. 정책, 절차, 장비, 직원 및 컴퓨터 시스템이 하룻밤 사이에도 바뀔 수 있으므로, 새로 오는 학생에게 부정확한 정보를 제공하는 상황을 피해야 한다. 해당 병동에서 두 명의 다른 간호사와 함께 시간을 보내보는 것의 이점은 아무리 강조해도 지나치지 않다. 당신이 그들을 존중하고 그들을 병동의 진정한 전문가로 간주한다는 것을 보여주는 것 외에도, 당신과 직원의 관계가 향상될 것이고 그들의 호의는 당신이 데리고 온 학생들에게까지 확대될 것이다.

새 병동에 대한 오리엔테이션을 마친 후, 학생들과 함께 실습 첫날의 계획을 세울 수 있다. 첫날 언제 어디서 만날지 학생들과 대화할 수 있는 방법을 미리 생각해 두어야 한다. 결국, 그들이 나타나지 않으면 교육 경험이 크게 줄어들 수 있다. 다음은 몇 가지 가능한 방법들이다.

- 교과목 코디네이터에게 실습기관 내 그룹에게 첫 미팅 시간과 장소를 알리고 온라인으로 지도와 방향을 알려달라고 요청한다.
- 수업 시간에 학교에서 그룹 구성원을 만나고 동일한 정보를 제공한다.
- 학교의 온라인 학습관리 시스템을 사용하여 초기 정보를 제공하는 이메일을 보낸다.

목표는 임상실습그룹이 첫 임상실습 장소, 시간 및 복장을 명확하게 이해하도록 하는 것이다. "건물 로비에서 만나자."라고 말하지 말고, "오전 8시 Smith 로비의 큰 시계 앞에서 만나자."라고 구체적으로 명확한 지시사항이 있는 서면 지도를 제공한다. 학생들의 식사에 대해서도 잊지 않아야 한다. 실습이 하루에 4~6시간 정도 이루어지므로 저녁번 실습을 감독하는 경우, 학생들에게 점심식사 가능성이나 저녁식사에 대해 알려준다. 오리엔테이션 당일에 도움이 되는 추가 지침은 부록 A를 참조한다.

조직

공간 확보

오리엔테이션을 하려면 임상현장에 공간을 확보해야 한다. 대부분의 병원에는 회의실 수가 제한되어 있으므로 학년별 코디네이터와 상담해야 할 수도 있다. 그러나 임상강사는 간호교육자나 임상현장의 담당자로부터 해당 정보를 직접 얻어야 할 것이다.

8일 동안 교육을 받든 8주 동안 교육을 받든 관계없이, 학기 내내 **체계적이고 철저한 오리엔테이션**이 필요하며, 당신과 당신의 학생, 함께 일할 환자 및 직원에게 성공적이고 즐거운 임상 경험을 촉진할 것이다.

오리엔테이션데이

학생들이 기대하는 모든 것을 서면으로 작성하여 실습로테이션에 참조할 수 있도록 한다. 학생들은 현재 직면하고 있는 모든 규칙과 기대사항을 기억하지 못하는 경우가 많으므로 서면안내서를 통해 도움을 받을 수 있다. 마감일 및 시기를 보여주는 일정이나 일정표를 고안한다(예시 5.2). 학생들은 나중에 그것에 대해 고마워할 것이다. 또한 필요한 사항을 검토한 후 학생들에게 "나는 [교과목명, 이수번호]에서 기대하는 사항을 읽었고, 그것에 대해 질문할 기회를 가졌다."라는 간단한 진술에 서명하도록 하는 것이 좋다. 이 단계는 학생들이 교과목에 대한 책임과 관련된 불확실성 또는 혼란에 대해 비난할 수 있는 가능성을 낮춘다.

여기서 3장에서 소개된 이차 직업(또는 두 번째 학위) 간호대학생에 대해 한마디 덧붙이자면, 그들은 특히 빠르게 모든 교과목의 기대에 주목한다. 그들은 실습을 하면서 동시에 육아, 부모부양, 취업 등 자신의 가정을 돌보고 있을 뿐 아니라 부가적인 업무를 조정하고 있을 것이다. 종종 복잡한 삶을 관리하려는 노력에서, 이차 직업 학생들은 실제로 실습로테이션이 시작되기 전에 그들에게 필요한 것이 무엇인지 알고 싶어 한다.

학생들에게 임상실습 동안 긴급하지 않은 질문은 적어 두도록 하고, 익명으로 이 작업

예시 5.2

마감일에 대한 일정 예시

1	월요일	1/11	______의 첫 번째 임상실습 오리엔테이션, Mental Status Exam(MSE 비디오) 간단한 미팅; 1월 13일 재향군인관리국에서 답변을 받을 수 있도록 모든 서류를 검토하고 작성해둠. 1월 13일에 제출한 모든 서류를 가져옴
2	수요일	1/13	내가 준 모든 정보가 담긴 봉투를 가져오면 각 서류를 하나씩 검토할 예정임. 보안 허가를 위해 두 가지 ID가 필요함 이 스케줄을 매일 가져 올 것 스타벅스 로비에서 오전 7시 30분에 만남(월요일에 제출한 서류를 질문과 함께 읽어볼 것). 점심도시락 지참할 것. 사례 보고서를 배정할 예정임
3	월요일		임상실습 없음(공휴일)
4	수요일	1/20	실습실 9번 방에서 만남. 임상 표준화환자(SP) 경험 MSE/Lab MSE 준비 시트와 Hearing Voices That Are Distressing(HVTAD) 시뮬레이션(장소: Villanova, 시간: 오전 7:45~오후 2:00) 유니폼 착용 N 3120에서 브래들리 박사가 제시한 과제 완료

을 수행하도록 허용하면 다른 사람들이 이미 알고 있다고 생각하는 것에 대해 그들이 느끼는 당혹감을 피할 수 있다.

학생들에게 임상실습로테이션에 대한 목표를 정의하도록 요청

학생들로부터 이 정보를 수집한다. 각 학생에게 자신의 답변 사본을 주고 여러분도 한 부씩 보관하도록 한다. 이 정보를 일찍부터 가지고 있으면 학생의 기대치를 더 잘 측정하고 재정립할 수 있다. 학년 코디네이터가 목적과 목표를 제시했을 수도 있지만 학생들은 완전히 다른 생각을 가지고 있을 수도 있다. 이러한 차이가 존재하는 경우, 학생들에게 대학과 코디네이터의 목적에 대해 더 잘 교육함으로써 당신의 오리엔테이션을 조정해야 한다. 이 역할에서는 유연성이 가장 중요하다.

계산능력 확인

학생들이 임상실습에서 약물을 투여하는 경우, 배수과 비율, 정맥주입속도 공식과 같은 기본 수학 지식을 요구하는 간단한 약물 계산 퀴즈를 제공하는 것이 좋다. 의료기관의 거의 모든 신규간호사가 입사 시 약물 계산 퀴즈를 통과해야 한다는 점을 학생들에게 상기시켜야 한다. 학생들과 당신을 보호하기 위해 기관에서 사용하는 기본 약어를 학생들에게 알려준다. 예를 들어 QID는 하루에 4번을 의미하지만 기관에서 적용하는 적절한 시간을 지정해야 한다(예: 오전 8시, 오후 12시, 오후 4시, 오후 8시). 이 간단한 평가를 통해 약물 투여 전에 복습을 위해 학습실로 보낼 학생들을 확인할 수 있다.

교과목 요구사항 설정

모든 학생들과 마찬가지로, 당신에게 배정된 학생들은 '최소기준(bottom line)'을 알고 싶어 한다. 그들이 이 임상실습을 통과하려면 어떻게 해야 하는가? 이것은 중요한 질문이며, 주저하지 말고 해결해 주어야 한다. 각 임상강사는 자신의 성격과 스타일을 수업에 반영한다. 학생들은 당신이 그들의 성공을 위해 무엇을 중요하게 생각하는지 알 필요가 있다. 임상실습로테이션은 합격/불합격 또는 문자 등급이나 숫자 등급으로 평가될 수 있다. 모든 학생에게 임상 경험 초기 단계에서 대학의 임상평가도구 사본이 필요하며 당신은 그 평가항목을 검토해야 한다. IV부에서는 많은 간호교육프로그램에서 이용 가능한 등급 시스템의 유형을 검토한다. 예시 5.3은 그러한 등급부여 가이드가 제시되어 있으며 Stabler-Haas 교수가 연구한 학생들의 실제 사례를 반영하고 있다.

예시 5.3

역량평가도구에 대한 등급부여 가이드

NUR 3121(정신간호)　　Prof. Stabler-Haas

역량평가도구(CEI)는 10가지 뚜렷한 목표(최종 성적의 70% 반영)와 사례보고서(최종 성적의 30% 반영)로 구성된다. 이를 통해 이 과정의 10가지 목표에 대한 성적평가와 관련해서 현실적인 기대치를 공식화할 수 있다.

등급	설명	학생 수행 예시
4	이 등급은 획득하기 어려운 최상의 수행 수준을 의미한다.	• 환자 그룹에 대해 최소 두 번의 발표 • 기대치 이상의 서면과제-상호작용 목표 시트(제공된 샘플을 잘 따름), 커뮤니티 보고서, 약물 발표(동료에게 발표 및 유인물 제공)에서 4점을 받음 • 동료컨퍼런스에서 일관되게 이론과 실무를 연결함 • 그룹에게 도움이 되는 것을 적어도 두 번 연구하고 발표함 • 위에 제시된 근거에 따라 환자간호를 실행함(예: 새 안경이 필요한 환자를 사회복지사와 연결해 줌) • 모든 사후컨퍼런스에서 환자 약물에 대해 논의함 • 사례보고서에서 'A'를 받고, 사례연구를 반영하는 특정 기준에서 4점을 받음 • 진심으로 환자와 함께 있어줌 • 직원 또는 환자에 대한 교육 시작: 활력징후와 같은 환자간호와 간호사의 위생간호 또는 상처관리 보조 • 지속적으로 직원들에게 무엇을 도울지 질문함 • 항고혈압제를 투약하는 환자에게 우울증의 위험이 있다거나, 환자 가족의 학대로 인해 환자가 폭력적인 행동을 하는 것 등 신체적/정신적 정보를 연관시킴
3	이 등급의 수행 수준은 평균 이상의 임상기술을 나타내는 것이다.	• 환자에 대해 한 번의 발표 • 대부분의 서면 작업에 대한 기대 이상의 성과(3s 달성) • 최소한 하나의 주제에 대해 연구하여 그룹에게 발표함 • 사례보고서에서 'B'를 받고, 사례연구를 반영하는 특정 기준에서 3점을 받음 • 직원 또는 환자에 대한 교육 시작: 활력징후와 같은 환자간호, 약물 등에 대한 교육, 환자의 상처관리 또는 위생 요구에 대한 간호사 보조 • 직원에게 무엇을 도울지 물어봄 • 진심으로 환자와 함께 있어줌 • 항고혈압제를 투약하는 환자에게 우울증의 위험이 있다거나, 환자 가족의 학대로 인해 환자가 폭력적인 행동을 하는 것 등 신체적/정신적 정보를 연관시킴

예시 5.3 (계속)

역량평가도구에 대한 등급부여 가이드

등급	설명	학생 수행 예시
2	이 등급의 수행은 임상수행과 관련된 기대치를 충족하지만 초과하지는 않는다. 과거 채점 기록에 의하면 2점은 10%의 학생들에게만 부여되었다.	• 그룹을 위해 발표하지 않음 • 서면과제에서 기대수준을 충족함 • 이론과 실제를 연결하는 추가적인 연구를 거의 하지 않음 • 기준을 겨우 충족한 사례보고서를 준비함
1	이 등급의 수행은 임상현장에서 예상되는 기본기술이 부족하고 목표를 달성하지 못함을 의미한다. 어떤 목표에서든 1점은 학생이 교과목을 이수하지 못하는 것이다.	• 결석을 하고 6시 30분 전에 임상강사에게 전화하지 않음 • 임상실습에 지각을 하고 동료, 직원, 환자에게 무례한 행동을 함 • 동료, 환자, 직원 또는 강사에게 부적절한 언어를 사용함 • 병실에 앉아서 환자와 상호작용하지 않음 • 임상실습 중에 잠이 듦 • 임상실습 중 사전컨퍼런스나 사후컨퍼런스 대기 중에 휴대폰을 사용함 • 사전컨퍼런스나 사후컨퍼런스에 참여하지 않음 • 과제를 제때 제출하지 않거나, 과제 제출이 안 되었음을 알렸을 때 누락된 과제를 제출하지 않음

매일 정시에 출석하는 것은 성과에 대한 기대에 항상 포함되며, 기준을 달성하는 능력에 기여한다.

- 임상실습에서 성인간호학을 전공한 강사로서 내가 학생들을 관찰하지 않는다고 생각할지도 모른다. 나는 멀리서 관찰하고 있고, 매주 직원들과 모든 학생들 및 그들의 상호작용에 대해 조용히 확인한다. 이것은 여름학기에 여러분과 함께 성인간호학을 가르칠 때 했던 것과 또 다른 유형의 관찰이다.
- 다시 말하지만, 모든 수업에서 언급했듯이 실습이 끝날 때의 사례보고서는 성적의 30%를 차지한다. 우리는 교과목 시작 부분에서 사례보고서에 대한 기대를 논의하고 여러분의 사례보고서를 검토하기 위해 실습이 시작하기 전에 여러분에게 제시한 임상과제 일정에 설명된 대로 나중(outline day)에 한 명씩 만날 것이다.
- 과거에 역량평가에서 3점과 4점을 받은 학생들은 Bradley 박사가 제안한 N3121 강의계획서에 제시된 '사례보고서에 대한 제안'을 사용하여 몇 주 전에 사례보고 개요를 살펴보아야 한다. 이 개요와 보고서에 더 많은 질문과 시간을 더 많이 반영할수록 더 좋은 성적을 받게 된다.
- 여러분의 질문을 환영하며 임상에서 언제든지 모든 학생을 만날 수 있다. 나는 시간강사이고 캠퍼스에 있는 경우가 드물지만 질문이 있을 경우 휴대전화나 이메일로 나에게 연락할 수 있다.

감사합니다.
Prof. Stabler-Haas

임상 경험을 통해 각 학생의 독립성과 안전을 키우는 것이 당신의 목표라는 것을 기억한다. 학생들이 임상실습병동에 일찍 도착하여 당일의 책임에 대한 준비를 시작하게 해야 한다. 모든 준비 작업을 수행할 필요는 없다. 학생들은 일찍(오전 6시 15분경) 도착하고 밤번 간호사와 환자 배정에 대해 이야기하고, 오전 7시에 사전컨퍼런스에 참석하기 위해 필요한 정보를 수집할 수 있다. 당신이 병동에 있지 않으면 그들이 환자병실에 들어갈 수 없고, 간호사들의 시간에 매우 제약이 있다는 것을 존중한다면, 간호학생을 발전시키는 데 있어 상호교육, 연결 및 책임을 장려할 수 있다.

주요 요소

오리엔테이션데이인 실습 첫날 학생들에게 구두 발표 및 유인물에 다음과 같은 주요 구성 요소에 대한 정보를 제공해야 한다.

- 필요한 임상 시간: 예를 들어, 화요일과 목요일은 오전 7시부터 오후 1시까지, 수요일은 오전 6시 30분부터 오후 6시 30분까지이다.
- 임상실습 날짜: 임상실습이 없는 학교 행사나 휴일 포함. 학교 휴교 등의 경우, 학생과 학생 사이의 연락망을 설정한다. 문자, 이메일, 전화연락망이 있는가? 실습 첫날 이 문제를 해결해야 한다.
- 당신과 간호교육프로그램 관리자가 가장 중요하게 생각하는 기본적인 기대치: 예를 들어, 출석과 시간 엄수는 성과를 평가하는 가장 기본적인 기준이 될 수 있다. 학생들이 제 시간에 출석하지 않거나 결석하면 성과를 평가하기가 어렵다. 이것이 그들의 전문직관의 일부임을 상기시킨다.
- 출석 정책에 대한 구체적인 설명과 연락처 정보 제공: 학생이 지각하거나 결석할 경우, 언제 어떻게 연락하라고 요구할 것인가? 일주일 동안 다른 시간에 학생에게 연락해야 하는 경우 이메일, 문자 또는 전화 등 가장 좋은 방법을 알려준다. 결석일을 처리하는 방법을 논의할 때 학교에서 실제로 이러한 목적으로 일정을 추가하지 않는 한 '보충'이라는 용어를 사용하지 않는다. 보충과제 측면에서, 학생의 경험으로 꽉 찬 보물 같은 임상실습을 대체할 수 있는 오프사이트 과제는 없다. 그러나 많은 학생들은 결석한 결과로 보충과제를 한다면 마치 임상실습을 빠뜨리지 않은 것이라고 생각할 것이다. 따라서 교과목목표를 충족하지만 실습지에서만 가능한 풍부한 학습을 제공하지 못하는 과제를 기술하기 위해 '대체과제'라는 단어를 사용하는 것이 좋다. 대체과제에 대한 자세한 내용은 16장을 참조한다.

- 학생들에게 보고서 양식 샘플 제공: 부록 D의 학생 보고서 양식은 Rachel Yoder가 간호학생이었을 때 개발한 훌륭한 도구이다. 학생들이 평가 및 메모를 작성하는 데 사용할 수 있는 양식을 제공한다. 기관에서 전자의무기록을 사용하는 경우, 먼저 이 시스템을 숙지한 다음 학생들의 요구에 맞게 조정한다. 많은 교육기관에서는 당신이 해당 교육기관에서의 역할을 준비하기 위해 온라인으로 여러 개의 교육모듈을 완성하도록 요구하고 있다. 이러한 필수 모듈을 완료하였다는 서면 증거를 1일 또는 그 이전에 관리자 또는 간호교육자에게 제출해야 한다. 교과목 코디네이터 또는 프로그램 코디네이터는 병원에서 이미 들은 대로 더 많은 방향을 제시할 것이다. 학생들이 문서 시스템에 접근하기 위한 암호를 가능한 한 빨리 받을 수 있는지 확인한다. 학생들은 이 기술을 연습해야 할 것이다.
- 실습일지도 필요할 수 있다. 실습일지 과제에 대한 템플릿은 부록 B를 참조한다.
- 학생들에게 향후 추천서와 관련된 정책을 알려준다(20장 참조).
- 오리엔테이션 당일 이후 서명된 임상기대진술서(clinical expectation statement)를 준비하고 배부한다(예시 5.4).

약 1시간의 임상 오리엔테이션 후에 학생들은 점차 따분해할 수도 있다. 정보가 아무리 흥미롭고 중요하더라도 학생들은 점차 '주옥같은 말들'에 대한 관심을 잃게 된다. 학생들이 오리엔테이션이 끝날 무렵 예시 5.4에 나와 있는 문서에 서명해야 한다고 알려줌으로써, 내성적이고 조용한 학생들까지도 질문할 내용을 즉시 발견하고 질문하도록 할 수 있다. 또한 서명한 문서는 다음 실습과 학생이 "당신 없이는 투약을 하면 안 된다."고 말한 적이 없다고 주장할 때 도움이 될 수 있다. 만일 당신이 서면으로 된 가이드라인과 학

예시 5.4

임상기대진술서 양식(Clinical expectation signature sheet)

[강사명] NSL 311 임상실습
나는 ABC 병원의 임상적 기대에 대한 [강사명] 가이드라인을 읽었습니다. 나는 기대에 대해 질문할 기회를 가졌으며 그 기대를 이해합니다.

_______(날짜) _____________(서명)

2020년 11월 1일에 배포됨

생의 서명이 있는 시트의 사본을 가지고 있으면, 당신은 오리엔테이션 가이드라인에 주의를 기울이지 않은 학생을 보다 성공적으로 상담할 수 있을 것이다.

병동에서 근무 중인 학생의 책임에 대한 강조

실습병동의 간호사는 학생이 병동을 떠나기 전에 학생들이 모든 책임을 제대로 이행할 것이라고 확신해야 한다. 예를 들어, 당신이 학생들에게 전체 사정을 기록하고 개인위생간호를 수행하며 약물을 투여하도록 동의하는 경우, 당신과 학생들이 임상실습을 마치기 전에 이러한 작업이 완료되었는지 확인해야 한다. 그렇게 하지 않으면 직원은 당신 또는 당신의 학생들이 환자를 돌보는 것을 불신하고 꺼릴 것이다. 또한 학생들을 가르치고 지식을 공유하는 것을 주저할 수도 있다. 아무리 강조해도 지나치지 않는 사실이 하나 있다. 강사와 직원 및 간호관리자와의 관계는 학생과 강사에게 성공적인 임상 경험을 위해 매우 중요하다. 직원에게 병동에 있는 동안 학생의 책무에 대한 서면 지침을 게시해둔다.

견학

오리엔테이션 시작이나 종료 시에 임상강사는 병동 방문을 예약할 수 있다. 오리엔테이션이 끝날 때 이 방문을 주선하는 경우, 학생들은 이미 정보 흡수 포화상태일 수도 있다는 것을 기억해야 한다. 오리엔테이션 중간쯤이 좋은 이유는 그 병동이 조금 덜 바쁘고 당신도 주의집중력이 아직 덜 소진되어서 그 시점에서 새로운 활동을 반길 수 있기 때문이다. 당신은 학생들에게 배선실, 공용시설 및 투약처치실에 들어가는 데 필요한 필수 코드가 있는 유인물을 줄 수 있을 뿐이다. 유인물에는 임상실습일정과 환자 명단이 포함될 수 있다(임상과제 배정 기록 양식은 부록 C 참조). 또 다른 제안은 학생들이 환자 차트를 검토하고 스스로 돌아다니면서 병동을 둘러보게 하는 것이다. 많은 임상강사들은 학생들이 병동에서 처음 오리엔테이션 투어를 하는 동안 사용할 수 있도록 '보물찾기' 가이드(예시 5.5)를 배포한다.

예시 5.5

XYZ 너싱홈에서 보물찾기

다음 항목을 찾아 보도록 한다. 만약 찾아야 할 항목이 사람과 관련된 경우 실습조에 도움이 될 수 있는 이름과 정보를 기록해두고, 사물이라면 발견한 곳을 적어 둔다. 오늘 사후컨퍼런스에서 결과에 대해 논의할 것이다.

1. 침상을 교체하기 위한 깨끗한 린넨
2. 주임간호사와 다른 두 명의 간호사(자기소개)
3. 주방 용품
4. 약품, IV room과 약품관리 시스템
5. 입소자의 개인 치약, 탈취제, 비누 등
6. 학생들이 접근할 수 있는 입소자의 차트 및 컴퓨터
7. 환자 약물에 대한 최근 기록
8. 환자를 돌보는 간호사(자기소개 – 이름과 학교)
9. 환자를 돌보는 간호보조원(자기소개를 기억할 것)
10. 체온계, 맥박산소측정기, 혈압계의 위치
11. 단위 사무원(자기소개를 기억할 것)
12. 중요한 환자 정보를 찾기 위한 전자 시스템

이것은 좋은 시작이다. 시트를 완성하면서 알게 된 것들과 다른 모든 질문들을 자유롭게 기록한다.

Fast Facts: 핵심내용 요약

- 학생들을 만나기 전에 임상실습지의 기대를 학습하는 것으로 시작한다.
- 오리엔테이션을 조직하고 계획을 세운다. 오리엔테이션이 잘 진행되면 많은 이득이 있을 것이다.
- 상세한 서면 정보를 제공하고 학생들에게 사본을 배포한다.
- 매일 병동을 떠나기 전에 모든 학생의 책임이 완료되었는지 확인한다.

6

비밀유지와 환자 개인정보보호

항상 신중해야 한다. 다시 말해서 엘리베이터, 공공장소 또는 환자가 정보를 수신하도록 지정되지 않은 개인 앞에서 환자에 대해 이야기하지 말아야 한다. 이 장은 임상 환경 밖에서 환자에 대해 '솔직하게' 말함으로써 환자의 프라이버시를 침해한 학생들의 구체적인 예를 제공한다. 병동에서 간호를 제공하는 동안 환자의 프라이버시 유지에 관한 정보가 제공된다.

이 장에서 배울 내용은 다음과 같다.

- HIPAA(Health Insurance Portability and Accountability Act)의 관련 규정 및 학생과 연계하는 방법
- 학생이 환자 개인정보를 침해할 수 있는 방법
- 개인정보 침해 방지를 위한 기본 제안

비밀유지와 환자 개인정보보호의 개념

환자 의료 정보의 기밀성을 유지하는 것은 1996년 Health Insurance Portability and Accountability Act(HIPAA)와 미국간호사협회(ANA, 2015)의 윤리강령에서 강조했듯이 전문적이고 합법적인 의무이다. HIPAA는 환자 정보의 기밀성을 높이도록 고안되었다.

학생들은 병동에서 그들의 이웃, 동료 또는 가족 및 친구와 함께 있을 수 있다. 환자

주변에 있는 사람과 환자에 대한 어떠한 정보도 절대 논의할 수 없다는 것은 아무리 강조해도 지나치지 않다. 이를 위반하면 소송이 이어질 수 있다.

임상 환경에 HIPAA 적용하기

대부분의 간호교육프로그램에서 환자 개인정보보호 및 비밀유지는 임상실습로테이션을 시작하기 전에 '필수' 지식으로 간주되기 때문에 간호학 기초과목의 일부로 가르친다. 학생들은 HIPAA와 환자 정보를 보호하지 않는 것에 대한 법적 의미를 알게 되었을지 모르지만, 임상 분야에서 환자 개인정보보호를 실제로 시행하는 것은 또 다른 문제이다. 임상강사는 각 환자의 개인정보가 보호될 수 있도록 학생을 교육하고 토론을 모니터링해야 한다. ANA의 윤리강령(ANA, 2015)에 강조된 바와 같이, 미래의 실무간호사에게 이것이 자신의 중요한 역할이고 간호의무라는 것을 알려주는 것을 주저하지 않아야 한다.

방문객과 가족

목표는 임상실습에 HIPAA 내용을 적용하는 것이다. 임상강사는 환자 개인정보 및 비밀유지에 대한 학생의 이해 정도를 확인해야 한다. 가장 중요한 것은 임상강사가 HIPAA 요건을 임상 환경과 관련시켜야 한다는 점이다. 예를 들어, 급성 치료 환경에서 학생들이 환자의 침상에서 방문객을 만날 수 있는 경우가 많이 있다. 그들이 누구에게 어떤 말을 하고 방문객에게 어떤 정보를 전달하는지 주의해야 한다. 방문하는 가족과 이웃에게 제공하지 말아야 할 건강정보를 제공하는 경우가 있다.

또 다른 잠재적인 문제에는 환자의 가족과 공유할 수 있는 특정 정보가 포함된다. 건강정보의 공개를 통제하는 것은 의료인이 아니라 환자이다. 환자의 건강상태를 가족과 상의하기 전에 환자의 허락을 받아야 한다. 가족이 병실에 같이 있고 환자가 질문을 한다면 당신은 다소 난처한 상황에 처할 것이다. 환자가 어떤 정보를 논의하고 가족과 공유하고 싶은지 미리 환자와 상의하는 것이 현명하다. 궁금한 점이 있으면 가족에게 잠시 병실 밖으로 나가도록 요청한 다음, 환자에게 어떤 영역을 논의할 수 있는지 명확히 해야 한다. 특히 민감한 자료에 대해 논의해야 하는 경우에는 논의가 이루어지기 전에 환자에게 동의서에 서명하도록 요청할 수도 있다. AIDS, 성병, 약물 남용 및 정신질환에 대한 정보는 특히 민감한 것으로 간주된다.

소셜미디어

학생간호사들은 그들이 누구와 대화하고 있는지 그리고 HIPAA 규정이 환자간호 환경에서 모든 대화에 어떻게 적용되는지를 완전히 파악하지 못한다. 학생들은 강사가 부과하는 의무와 임상 환경의 복잡성을 탐색하는 전반적인 임무에 너무 압도되어 있다. 때로는 활력징후를 얻기 위해 장비를 찾는 것이 큰 스트레스가 되기도 한다. 학생들은 매일 임상 학습 환경에 있는 것이 아니기 때문에 실습로테이션 시 보고 경험하는 변화에 지속적으로 적응하고 있다. 결과적으로 환자의 건강정보를 보호하는 것이 즉각적인 관심사가 아닐 수 있다.

임상강사는 계속해서 이 문제를 해결하고 환자의 프라이버시를 강화해야 한다. 또한 상황을 더욱 악화시킬 수 있는 것은 병동간호사로부터 받는 도움이다. 간호사들은 기꺼이 학생들을 돕고 병원 컴퓨터에서 인쇄된 검사 결과나 기타 환자 정보를 실수로 공유할 수 있다. 이 문서를 (환자 정보와 함께) 공유하는 행위는 잠재적인 HIPAA 위반의 위험요인이다. 일반적으로 학생들은 실수로 이 문서를 집으로 가져간다.

학생들은 비밀유지의 현실을 이해하는 데 어려움이 있다. 그렇기 때문에 우연히 또는 의도하지 않은 비밀유지 위반이 계속 발생한다. 소셜미디어 및 기술의 발전도 비밀유지 위반의 원인이 되었다. 이로 인해 일부 임상기관은 이러한 문제를 방지하기 위해 모든 종류의 전화기 사용을 금지하였다. 간호교육프로그램은 소셜미디어 사용에 대한 정책을 수립하였다. 이것은 대부분의 학생용 지침서에서 찾을 수 있다. 소셜미디어에 게시하면 환자에 대한 민사상 책임, 실직, 주 간호위원회의 징계 조치 및 범죄 수사 등을 초래할 수 있다는 점을 학생과 의료종사자 모두에게 강조해야 한다(Hader & Brown, 2010). Melnik(2013)에 따르면, Health Information Technology for Economic and Clinical Health(HITECH) 법으로 환자 데이터에 대한 개인정보보호 및 보안보호가 강화되었다. Melnik의 연구는 환자의 건강정보를 다루는 연방법 및 주법을 명확하게 설명하고 있다. 더 중요한 것은 그녀가 간호사와 의료종사들에게 영향을 미치는 다양한 법적 결과를 묘사하고 있다는 것이다. Melnik은 "의심될 때는 제출하지 말아라(p.8)."라고 우리 모두에게 좋은 알림을 제공하고 있다.

비밀유지 및 개인정보보호 위반을 묘사하는 실제 사례 또는 사례 시나리오를 참고하면 학생들이 이 중요한 문제를 이해하는 데 도움이 될 수 있다. NCSBN(National Council of State Boards of Nursing)은 소셜미디어 사용에 관한 멋진 팸플릿을 가지고 있으며, 쉽게 접근할 수 있다(www.ncsbn.org/NCSBN_SocialMedia.pdf). 또한 NCSBN에는 간호사가 사랑하는 환자의 사진을 찍고 온라인으로 사진과 의견을 게시할 때 어떤 일이 일어날 수 있는지를 보여 주는 교육용 비디오가 있다(NCSBN Regulatory Innovations Department, 2011). ANA에도 간호사와 학생을 위한 몇 가지 자료가 있다. 그러한 리소스 중 하나는 툴킷(ANA, n.d.)이다. 이 장의 사례연구는 학생들이 비밀을 유지해야 할 필요성을 추가로 설명한다. 임상강사는 임상실습로테이션이 시작되기 전에 이 내용을 읽거나 학생들과 공유할 수 있다.

사례연구

예시 6.1과 6.2의 사례연구는 각 강사가 환자 비밀유지가 가장 중요하다는 것을 학생들에게 매일 강조해야 하는 두 가지 시나리오를 제시하고 있다. 이러한 사례에서 알 수 있듯이 '예방을 위한 작은 노력'을 장려하는 격언은 특히 임상 환경에서 진지하게 받아들여

예시 6.1

Hannah의 시나리오

Hannah는 노인간호실습을 하는 동안 80세의 환자를 돌보았다. 그녀는 훌륭한 일을 하였고 강사와 직원들로부터 칭찬을 받았다. 그녀는 집에 가서 가족에게 이 환자를 간호하는 일을 즐겼으며, 하루 동안 무슨 일이 있었는지 이야기하였다. 그녀는 환자가 다른 마을에 살고 있고 아무도 그를 알 수 없다고 생각하면서 환자의 이름을 가족에게 언급하였다. 그 환자의 상황을 근거로 학생의 어머니는 그 환자가 사실 그녀의 직원 중 한 명의 아버지라고 결론을 내렸다. 그 직원은 최근에 개인 질병으로 인해 많은 시간을 허비하고 있었다. 그녀는 그 직원이 자신이 주장대로 아픈 것이 아니라 오히려 아버지와 함께 있기 위해 휴가를 내고 있다는 사실에 화가 났다. 학생은 그녀의 어머니가 직원을 질책하여 직원이 어머니가 이 정보를 어떻게 얻었는지에 대해 의문을 갖게 될 것을 매우 염려하였다. 학생은 이제 강사에게 비밀유지 위반 사실을 알릴 필요가 있는지 궁금했다.

예시 6.2

Grace의 시나리오

Grace는 환자에 대해 임상실습조에서 발표하기 위해 기숙사에서 발표를 준비하고 있었다. 그녀는 자신이 준비하고 있는 모든 정보에 환자의 이름이 제시된 발표 자료를 책상 위에 두었다. 나중에, 그녀의 예전 고등학교 친구들이 방문하여 그녀의 방에서 하룻밤을 머물렀다. 한 친구가 책상에 있는 정보를 읽고 환자가 남자친구의 어머니라고 외쳤다. 또한 그녀는 남자친구가 어머니와 함께 살지 않으며, 어머니의 정신과적 질환을 몰랐다고 말하였다. 그녀는 어머니가 정신과 시설에 있다는 것을 알리기 위해 휴대전화로 전화하기 시작하였다. Grace는 그녀에게 전화하지 말 것을 간청하고, 환자에 대한 이 정보가 공개되면 어떻게 심각한 곤경에 처하게 될지 설명하려고 노력했다.

진다. 또한 병동 자체에서 개인정보보호의 필요성을 강조해야 한다. 즉, 학생들이 사용하지 않을 때는 모든 컴퓨터 화면을 꺼야 한다. 방문자가 무인 컴퓨터 화면을 지나쳐 무심코 환자 정보를 보는 경우, 프라이버시 위반이 발생하여 병동간호사에 대한 책임이 발생할 수 있다.

Fast Facts: 핵심내용 요약

- 학생들에게 환자 개인정보 및 건강정보에 관한 중요한 요소를 가르친다.
- 동의 없이 정보를 공개해서는 안 된다.
- 가족과 정보를 공유하기 전에 환자와 상의한다.

Reference

American Nurses Association. (n.d.). Social networking principles toolkit. Retrieved from http://nursingworld.org/socialnetworkingtoolkit.aspx

American Nurses Association. (2015). *Code of ethics for nurses with interpretive statements*. Silver Spring, MD: Nursesbooks.org. Retrieved from www.nursingworld.org/MainMenuCategories/EthicsStandards/CodeofEthicsforNurses/Code-of-Ethics-For-Nurses.html

Hader, A. L., & Brown, E. D. (2010). Patient privacy in social media. *American Association of Nurse Anesthesists Journal, 78*(4), 269–274 .

Melnik, T. (2013). Avoiding violations of patient privacy with social media. *Missouri State Board of Nursing Newsletter, 15*(3), 7–10.

NCSBN Regulatory Innovations Department. (2011). *Social media guidelines for nurses* [Video fi le]. Retrieved from https://www.ncsbn.org/347.htm

III

간호학생에 대해 알아가기: 누가 최고이고 잠재적 문제 학생은 누구인가

7

고성과자(High fliers): 성취도가 높은 학생을 선별하는 방법

임상교육의 도전적인 측면 중 하나는 강사에게 허락된 제한된 시간 동안 학생을 관찰하고 관리하는 것이다. 임상간호사는 8시간 또는 12시간 교대 근무를 하는 반면, 학생간호사는 일반적으로 4시간에서 8시간 동안 임상현장에 있다. 결과적으로, 많은 임상강사가 학생들의 수행을 '초기'에 관찰하려고 한다. 노련한 임상가는 대부분 임상실습로테이션의 첫 주 내에 학생들을 식별하거나 분류하려고 한다. 이러한 분류 중 하나는 교과목을 낙제할 '위험한' 학생과 '위험하지 않은' 학생이다.

이 장에서 배울 내용은 다음과 같다.

- 위험이 없는 '고성과자'로 간주되는 학생의 특성
- 프로그램 초기에 학생을 분류하는 것의 이점

학생의 능력 사정하기

임상강사는 가장 중요한 선생님이다. 효과적인 교수자가 되려면 강사는 학생들이 문제를 해결하고 더 높은 수준으로 생각하는 것을 배우도록 도와야 한다. 따라서 성공적인 강사는 학생들의 성격과 능력에 대한 빠른 통찰력을 개발해야 한다. 임상실습로테이션 후 첫 2주 이내에 강사는 고득점을 받을 고성과자와 성공이 즉각적으로 보장되지 않는 그리 성과가 좋지 않은 학생을 구분할 수 있어야 한다.

고성과자 확인하기

임상강사가 임상교과목을 실패할 위험이 있는 학생을 다룰 때 특정 스트레스에 직면하기 때문에 이러한 구별도 중요하다. 낙제할 가능성이 있는 첫 번째 징후는 간호기술을 수행할 때 불만족스러운 행동이다. 강사는 간호교육프로그램에서 설정한 시간 내에 다른 학생들을 계속 가르치면서 이 행동을 관리하기 위한 추가 시간이 필요하다.

놀랍게도 일부 강사의 경우, 고성과자를 식별하는 것은 매우 쉽다. 어떤 사람들은 본능을 사용한다. 예를 들어, 어떤 학생들은 다른 조원보다 숙제를 빨리 완수하거나 약물 퀴즈에서 높은 점수를 받음으로써 당신에게 깊은 인상을 줄 수 있다. 때로는 학생의 질문이 당신에게 그 학생의 인지능력에 대한 인상을 줄 수도 있다. 예를 들어, 한 학생이 "방금 환자의 활력징후를 측정했어요. 다음에 무엇을 할까요?"라 묻고, 이에 비해 다른 학생은 "환자의 활력징후를 측정했어요. 이제 곧 투약할 예정이어서 간호사정을 시작하고 있습니다."라고 말한다. 두 번째 학생은 분명히 간호과정을 명확하게 이해하고 있으며, 중재를 유능하게 시작할 수 있다. 유능한 중재를 시작하는 것은 학생간호사의 주요목표이다. 그것은 졸업의 기본 요건이자 목표이기 때문이다. 이 목표는 대부분 학생들의 다른 목표들과 함께 간호교육프로그램의 학생용 지침서에 문서화되어 있다.

고성과자의 특성

수년간의 경험과 모든 유형의 학생행동에 대한 증거에 기초할 때, 고성과자의 일반적인 특징은 다음과 같다.

1. 매 임상실습일마다 임상시험을 준비하고 임상실습로테이션 중 준비한 것을 보여준다.

이 학생은 배정된 환자에 대해 검토했으며, 환자의 상태에 대해 당신과 공유할 지식 기반을 가지고 있다. 그날 약물을 투여하도록 배정된 경우, 약물을 검토하고 기록하게 될 것이다. 이 학생은 임상실습을 준비할 때 수행한 작업에 대한 필기나 타이핑된 메모를 당신에게 제시할 수도 있다. 이 문서에는 환자의 의학적 질병과정과 약물관리에 관한 정보가 포함되어 있다. 환자가 처방받은 각각의 약물이 기록될 수도 있다. 학생은 또한 자신의 책을 임상실습지에 가져온다.

2. 당신과 환자와 구두로 의사소통을 잘한다.

이 학생은 환자에 대한 질문을 하고 배정된 환자에 대한 정보를 명확하게 구두로 말할 수 있다. 관찰해 보면 이 학생은 환자의 침상 곁에서 환자와 병동간호사에게 말하는 것을 편안해한다. 예를 들어, 학생은 인터넷 검색에서 검색된 다양한 온라인 리소스를 보여줌으로써 주도성을 보여줄 수 있다.

3. 환자 중재의 우선순위를 적절하게 정한다.

예를 들어, 내 · 외과 병동에서 낮번 교대근무 시 지시가 없어도 환자가 현기증을 호소했기 때문에 학생이 심박수를 다시 확인하는 것을 목격할 수 있다. 또 다른 예는 지역사회 실습에서 학생이 활력징후를 확인하고, 비정상적인 혈압과 심박수를 즉시 강사나 직원 간호사에게 보고할 수 있다. 이 학생은 심지어 간호사에게 활력징후를 다시 확인하도록 요청할 수도 있다.

고성과자가 작성한 성찰일지

성찰일지나 학생일지는 학생들이 목표를 밝히고 과거 경험을 성찰할 수 있는 서면 작업의 예이다. 학생들은 강사와 공유하고자 하는 임상 경험에 대해 작성한다. 많은 대학에서 이것은 매주 말에 해야 할 지속적인 과제이다. 고성과자의 일지는 깊은 인상을 줄 수 있다. 그들이 쓴 글들은 환자에 대한 경험이나 특정 기술을 수행했던 것에 대한 높은 수준의 사고를 보여준다. 또한 이 일지는 학생과 교수자를 위한 커뮤니케이션 경로 역할을 한다. 당신은 각 학생의 인지적 · 행동적 측면을 알게 된다. 고성과자는 일반적으로 자신의 작업에 대해 더 자세한 내용과 자가평가를 제공하는 탄탄한 작가이다. 때때로 그들은 더 비판적이거나 더 많은 목표를 가지고 있을 수 있다. 일지는 학생들의 여러 측면을 보여줄 수 있는 글쓰기의 한 예일 뿐이다.

Fast Facts: 핵심내용 요약

- 고성과자를 일찍 구별하는 것이 가장 좋다.
- 고성과자는 준비되고, 더 높은 수준의 의사소통이 가능하며, 간호중재의 우선순위를 더 잘 정할 수 있다.

8

저성과자:
잠재적 “문제 학생”을 선별하는 방법

임상 환경에서의 교육은 교과목이 시작되기 전과 각 임상실습 시작 전에 막대한 양의 준비가 필요하다. 실습강사에게 있어 가장 큰 좌절감을 느끼게 하는 것은 임상현장에서 모든 학생들을 가르치는 데 사용할 수 있는 시간의 제약이다. 일부 급성기 병원실습에서 학생 대 강사 비율은 놀랍게도 10:1이다. 주 간호국은 이 사실을 잘 알고 있다. 임상실습강사를 도와 줄 수 있는 한 가지 방법은 고성과자와 저성과자를 조기에 식별하는 것이다. 강사들은 고성과자가 저성과자들에게 필요한 역할 모델링을 지원하고, 제공할 수 있는 방법을 전략적으로 세울 수 있다.

이 장에서 배울 내용은 다음과 같다.

- 저성과자의 특성
- 고성과자와 저성과자를 비교하는 방법
- 저성과자를 지원하기 위한 전략

위험 학생 확인하기

Teeter(2001)에 따르면, 강사들은 ‘조기에 알아차릴’ 필요가 있다. 즉, 특정 ‘적신호(Red flag)’로 위험에 처한 학생이나 저성과자를 식별해야 한다. 이 적신호 중 일부는 ‘학생이 첫날 또는 둘째 날 늦게 도착한다’거나 ‘학습에 참여하지 않는다’거나 ‘직원과 다른 학생들에게 자주 도움을 받는' 학생이다(Teeter, 2001, p.91). 때로는 어떤 학생들이 간호사, 간호보조원 및 의료기사와 긴밀한 상호작용을 하는 것이 목격되고, 이로 인해 좋은 관계를 맺고 있다고 생각할 수도 있다. 그러나 이것은 경고 신호가 될 수 있다. 학생들이 이미 문서화된 자료를 단순히 '복사'하는 것인지 자신의 작업을 수행하고 있는 것인지 확인하기 위해 이 학생들을 주의깊게 관찰하는 것이 현명하다. 병동간호사로부터 질문에 대한 답변을 얻을 수도 있다.

'조기에 알아차리기'는 임상강사가 활용하기 좋은 전략이다. 저성과자들은 알아차리기가 더 어려울 수 있다. 예리한 감각을 개발해야 한다. 예를 들어, 일부 강사는 환자의 침대 옆에 머무르거나 임상실습시간 동안 찾기 어려운 학생에게 낙인을 찍을 수 있다. 그러나 이러한 학생들은 위험하지 않을 수 있다. 찾을 수 없는 학생들은 환자와 환자간호에 대한 당신과 당신이 하는 질문으로부터 '숨고 있는' 것이 사실이지만, 해당 학생은 배정된 환자를 돌보는 데 시간을 보내고 환자들의 요구에 매우 주의를 기울일 수도 있다. 이러한 차이점을 분명히 구별해야 한다.

저성과자의 특성

표 8.1에는 고성과자와 저성과자의 몇 가지 특성과 그에 대한 논의가 열거되어 있다.

1. 성과가 낮은 학생들은 임상실습 때마다 철저히 준비되어 있지 않다.

학생은 매일 임상실습에 대해 철저히 준비되어 있지 않다. 대부분의 경우 학생은 자기주도적인 준비가 많이 이루어지고 있다. 그러나 저성과자들은 Foley catheter 삽입이나 약물 주입과 같은 특정 절차를 준비하라는 지시를 받았더라도 준비되어 있지 않을 것이다.

표 8.1

고성과자와 저성과자 비교

고성과자	저성과자
1. 매 임상실습을 준비한다.	1. 임상실습에 대해 철저하게 준비되어 있지 않다.
2. 환자, 병동간호사 및 강사와 의사소통을 명료하게 한다.	2. 의사소통에 일관성이 없다(예: 비정상적인 활력징후를 보고하지 않는다).
3. 환자간호의 우선순위를 적절하게 설정한다.	3. 환자간호의 우선순위를 확실히 설정하지 못한다.

또 다른 예는 서면과제이다. 어쨌든 저성과자들은 과제를 제출하지 않거나 불완전한 과제를 제출한다.

과제가 서면과제든 구두과제든, 저성과자들은 그들의 성과가 수준에 미치지 못하는지, 왜 '준비되지 않았는지'에 대해 변명할 것이다. 임상강사는 종종 간호사실 뒤쪽에 교과서를 펼쳐 놓은 채 앉아서 임상실습을 시작할 때 했어야 하는 정보를 기록하고 있는 학생을 발견하게 된다. 이 학생은 이전에 저성과자에게 제기했던 질문에 대한 답을 얻기 위해 보다 잘 준비된 동료 학생들과 비밀스러운 토론을 하는 모습도 관찰될 수 있다.

2. 학생이 전달하는 정보에 일관성이 없다(예: 학생이 혈압이 높은 환자에 대해 알려주지 않았을 수 있음).

저성과자는 그룹의 다른 학생들보다 덜 적극적이다. 즉, 그들은 실제로 당신과 대화를 시작하는 것보다 말을 듣는 것이 더 편안하다. 결과적으로 정보를 즉시 전달하지 못할 수 있다. 환자의 폐에서 비정상적인 호흡음을 듣거나 혈압 수치가 높다는 것을 알고 있지만 다음 단계가 무엇이어야 하는지를 결정하지 못한다. 병동간호사나 동료 학생과 대화하여 피드백을 구하지 않는다. 실제로, 그들은 자신의 의혹에 대해 누구에게도 말하지 않고 혼자만 알고 있다.

강사는 부적절한 의사소통이 타고난 수줍음의 결과일 수 있고, 지식이나 준비 부족이 아닐 수 있다는 가능성을 간과하지 않아야 한다. 따라서 강사는 학생의 잠재력을 판단하기 전에 신중한 조사를 수행해야 한다. 부끄러워하는 학생들은 눈을 마주치거나 비언어적 행동을 피할 수 있지만 이들이 반드시 저성과자는 아니다. 사적인 장소나 사무실에서 학생에게 추가 질문을 해 보는 것이 학생을 더 이해하는 데 도움이 된다. 불안의 일부를 없애면(임상실습을 하는 학생의 역할이 되어봄) 실제로 학생에게 대한 더 많은 통찰력을 얻는 데 도움이 될 수 있다.

3. 환자간호의 우선순위에 대해 확신이 없다.

저성과자들은 환자에 대한 기본적인 간호의 우선순위를 정하는 데 어려움을 겪는다. 그들에게 모든 중재가 다 우선순위이다. 아침 활력징후를 측정하는 것보다 아침 목욕이 더 중요할 수 있다. 환자가 당뇨병이 있고 인슐린이 먼저 필요한지 확인하는 것보다 저녁 간식을 제공하는 것이 더 중요할 수 있다. 그들은 처방된 베타차단제를 투여하기 전에 심음을 사정하는 것이 우선적인 조치라는 것을 모를 수도 있다. 우선순위와 관련된 이 문제는 사고의 문제일 수도 있고 스스로 야기하는 불안일 수도 있다. 예를 들어, 환자가 방금 깨어나서 목욕을 시켜달라고 요청했을 수 있다. 하루 동안의 간호업무를 생각하지 않고, 그 학생은 다른 모든 사정을 하기 전에 환자가 이 일을 끝날 수 있도록 기꺼이 도와준다.

모든 임상실습로테이션에는 기본적인 학생 역량과 기술에 대한 기대가 있다. 학생들은 각 실습을 통해 진전을 거듭하며, 주어진 임상실습로테이션을 통해서 개선될 것으로 기대된다. 이것은 간호사들이 다양한 의학적 요구를 가진 여러 환자를 돌보는 내 · 외과 실습에서 더욱 그러하다. 간호사들은 그들의 행동에 우선순위를 정하도록 배운다. 학생들은 임상강사와의 임상실습로테이션 중에 이 기술을 배운다. 이는 학생들이 항상 임상강사와 함께 하지 않는 지역사회실습에서도 마찬가지이다. 지역사회실습에서 학생들은 업무와 관련된 목표와 우선순위를 이해하기 위해 더욱 부지런해야 한다. 학생들은 건강검진을 시행하게 될 수도 있으며, 검진 중에 밝혀진 문제의 우선순위를 정하지 못할 수도 있다.

저성과자 모니터링하기

임상실습조에서 어떤 학생이 저성과자인지를 알고 나면 그들을 주의깊게 주시하는 것이 핵심이다. 또한 이 학생들에 대한 병동간호사의 의견에 따라야 한다. 이 학생들이 필요한 직무를 수행하지 않는 경우(특히 당신이 그들과 동료 관계로 발전한 경우), 간호직원으로부터 이 일에 대해 듣게 될 것이다. 4장에서 언급했듯이 학생과 임상강사는 이 병동의 손님이다. 따라서 학생이 완료하지 않은 모든 업무는 간호직원이 간호관리자에게 보고한 후 즉시 당신에게 통보한다. 많은 강사들이 누락된 업무에 대한 전화를 받으면 기쁘지 않다. 그러므로 학생들과 그들의 책임을 명확히 하고 조기에 대화하는 것이 좋다.

저성과자에 관한 또 다른 주의사항으로 그들은 임상현장을 떠날 때 습관적으로 늦는 학생들일 수도 있다. 즉, 임상실습이 끝나면 학생들은 대개 사후컨퍼런스 장소로 가기 위해 한 곳에서 모이거나 사후컨퍼런스가 열릴 시간과 장소에서 독립적으로 만난다. 위험학생은 하루 뒤, 다음 날, 그 다음 날에도 늦을 수 있다. 만일 이런 일이 한번 발생하였다면 지각의 원인을 알아본다. 환자가 예상치 못한 검사를 받았거나 가정방문을 위해 환자를 만날 수 없었을 수 있다. 반복해서 발생하면 이것은 문제이다. 다른 학생들이라면 이 학생과 비슷한 상황에서 제 시간에 올 수도 있다는 것이다. 이것은 단지 평범한 학생모임일 수도 있지만, 저성과자는 질문에 답하기 위해 동료들에게 도움을 요청하였고, 도움을 받고 있음을 의미할 수도 있다.

고성과자와 저성과자 모두에게 큰 혜택을 주는 전략 중 하나는 이들을 한 명씩 짝을 지어 중재에 대한 구체적인 지침을 제공하는 것이다. 당신은 이렇게 해서 전체의 임상경험과 실습로테이션에 대한 기대를 만들어낼 수 있다. 예를 들어, 각 고성과자와 저성과자 그룹에서 한 명씩 선택한 다음, 두 사람으로 구성된 팀이 되어 협업하게 한다. 물론, 각 그룹에 대한 언급이나 페어링에 대한 추론은 피할 것이다. 2~4명의 환자를 돌보기 위해 이 둘이 함께 일하게 한다. 한 학생은 '전문적 간호사'이고 다른 학생은 간호사의 환자간호 기술을 보조하게 한다. 간호사 역할을 하는 학생은 모든 정보를 수집하고, 이를 자신의 팀에게 알리고, 환자에게 필요한 모든 치료 및 정보를 조달하거나 제공하며, 담당간호사에게 알리고, 모든 보고 및 문서를 작성하는 책임을 가진다. 다음 임상실습일에는 두 명의 학생이 역할을 서로 바꿔서 한다. 1일차 실습에서 고성과자가 전문간호사가 되게 하고, 저성과자는 2일차에 같은 책임을 지게 한다.

이런 역할 공유 임상 경험에 참여한 한 학생의 반응은 다음과 같다.

> 파트너와 짝을 이루어 팀 작업을 하고, 관리 및 위임을 경험한 것은 처음이었습니다. 이 경험을 통해 팀 내 의사소통의 중요한 측면에 대해 다시 한 번 배웠습니다. 내 환자들이 혈압이나 맥박을 확인해야 하는 약물을 복용하고 있었기 때문에, 중요한 활력징후를 측정하고 의사소통하는 등의 역할을 위임할 수 있는 다른 동료와 함께 일할 수 있는 기회가 있었다는 것이 정말 감사했습니다.

앞서 언급한 전략을 직원에게 미리 설명하여 각 환자의 요구에 대해 어느 학생이 책임을 지고 있는지 파악할 수 있도록 한다.

마지막으로, 임상강사가 활용할 수 있는 가장 유용한 도구 또는 전략 중 하나는 학생을 '기꺼이 맡아 줄 의지가 있는' 담당간호사와 함께 배정하는 것이다. 기본적으로 먼저 직원과의 협력적 관계를 설정한 다음 실습시간 동안 담당간호사와 함께 학생이 일대일로 일할 가능성에 대해 논의해야 한다. 학생들이 교대를 마칠 때까지 자신의 느낌과 생각과 함께 기록할 경험의 목표와 목적을 개발한다. 다음은 담당간호사와 같이 근무한 4학년 학생들의 의견이다.

> 나는 Kerry에게서 많은 것을 배웠다. 그녀가 얼마나 좋은 간호사인지, 그리고 실습하는 동안 그녀가 얼마나 많은 것을 배웠는지 보는 것이 놀라웠다. 그 경험은 나에게 졸업한 후 실제 간호사로서의 경험을 시작하는 과정을 조금 더 편안하게 느끼게 해 주었다. 그녀는 나에게 많은 시간관리 기술, 정확성, 세세한 기술 및 간결한 방식으로 근무시간 동안 원하는 모든 것을 성취하는 방법을 가르쳐주었다.

Edie를 따라다니는 것은 훌륭한 학습 경험이었다. 간호사의 모든 책임에 대해 조금은 스트레스를 받았다. 나는 내가 얼마나 조직적이어야 하는지, 그리고 각각의 모든 업무가 얼마나 중요한지, 그리고 당신이 일하는 동안 그것을 인식하고 발휘하는 것이 얼마나 중요한지를 깨달았다. 이것들은 나에게 새로운 아이디어는 아니지만 간호사를 따라다니는(shadowing) 경험은 그것을 훨씬 더 현실적으로 만들어주었다. 또한 졸업해서 독립하는 것이 매우 흥분되는 일로 느껴졌다.

당신이 일부 학생들을 모니터링하는 데 추가적인 도움이 필요하면 직원에게 문의하는 것이 좋다. 직원의 의견을 구하는 것은 학생이 보이는 특성을 검증할 수도 있고, 그렇지 않을 수도 있기 때문에 항상 현명한 조치이다. 그러나 대부분의 경우, 직원들이 와서 누가 고성과자라고 생각하는지 알려줄 것이다. 당신의 학생들에 대한 자발적인 피드백은 임상교육 분야에서 정상적으로 있는 일이다.

요약하면, 임상실습그룹에서 저성과자를 발견하면 그 학생을 계속 주시해야 한다. 더 이상의 조치가 필요하지 않다. 물론 문제가 발생하지 않는 한, 이 학생과 다른 정상적인 업무를 하기에도 너무 바쁠 것이다. 강사는 불만족스러운 행동을 계속 관찰하게 될 수도 있다. 더 많은 '적신호'가 표시되는데 확실하지 않은 경우, 11장을 검토한다. 하나 이상의 '신호'가 확인될 때, 강사는 학생에게 임상교과목 낙제의 위험을 경고한다. 이러한 행동에 대한 자세한 목록은 11장에 제시되어 있다.

Fast Facts: 핵심내용 요약

- 저성과자는 발견하기 어려울 수 있다.
- 고성과자는 때때로 저성과자의 수행 향상을 돕기 위해 최대한의 노력을 할 수 있다.
- 특정 학생에 대해 직원이 제공하는 정보를 개방적으로 받아들인다.

Reference

Teeter, M. (2001). Formula for success: Addressing unsatisfactory clinical performance. *Nurse Educator, 30*(3), 91–92.

IV

임상수행 평가:
임상평가

9

임상평가의 세 요소

대부분의 임상교육에서 학생의 임상수행능력을 평가하기 위해 학생의 자가평가, 학생에 대한 교수자의 평가, 임상교수자에 대한 학생의 평가가 필요하다. 이 세 가지 평가가 임상평가의 세 요소라고 할 수 있다.

이 장에서 배울 내용은 다음과 같다.

- 임상평가의 세 요소 각각의 본질과 시행 목적
- 현실적인 평가를 위해 교수자가 사용할 수 있는 방법에 대한 제안
- 교수자에 대한 학생의 평가 결과를 검토하고 수용하기 위한 교수자의 관대한 태도

학생 자가평가(Self-evaluation)

사용되는 평가도구는 다르지만, 대다수의 간호교육프로그램에서는 교육 중과 교육 종료 시 학생들의 자가평가를 시행한다. 보통 학생들은 교수자에 의한 평가 전에 자가평가 자료를 제출하며, 제출한 자료에는 학생 본인이 생각하는 자신의 강점과 미래에 일할 분야에 대한 내용이 포함된다. 평가자로서 교수자는 학생들이 학습과 임상수행에 대한 책임을 받아들이고, 책임을 질 수 있도록 가르친다. 교수자는 학생들을 개별적으로 만나고, 학생들이 임상 경험에서 얻은 가치가 그들이 노력한 결과에 의한 것이라는 사실을 강조해야 한다. 학생들이 주도적으로 환자의 질환과 치료 과정에 대해 이해하려고 노력할수록, 그들이 일하게 될 분야에 대한 개념적 토대가 더 견고해질 것이다.

이러한 평가들은 학생들에 대한 교수자의 기대치를 전달하는 데 사용할 청사진을 제공해 주고, 이를 통해 학생들은 자신의 수행 정도를 정확하게 평가할 수 있도록 더 잘 준비할 수 있다. 중간평가 시 학생 자가평가는 학생들이 향상시킬 수 있는 부분을 밝혀주기 때문에 특히 유용한 도구라고 할 수 있다. 학생들은 프로그램 및 교수자가 설정한 목표에 따라 자신의 성과를 평가해야 하기 때문에, 처음 자가평가를 하는 경우에는 평가를 효과적으로 하기 위해 도움이 필요할 수 있다. 교수자는 학생들에게 자가평가에 대한 의견을 주거나 지도할 수 있는 기회를 마련하고, 그들이 학습 성과를 어떻게 향상시킬 수 있는지에 대해 설명해야 한다.

Gaberson과 Oermann(2010)에 따르면, 간호사로서 자가평가를 위한 기술을 습득하는 것은 매우 중요하다. 간호사는 환자의 질환을 매일 관리하고, 약리학적 치료법과 생명유지장치들을 숙련되게 다루어야 하기 때문에, 지속적으로 자신의 수행에 대해 평가하는 것이 필수적이라고 할 수 있다. 직장생활 내내, 간호사들은 언제 그들에게 추가적인 교육과 기술 습득이 필요한지 판단해야 한다. 따라서 학생들에게 자가평가 기술을 습득하게 하는 것은 매우 중요하다. 예시 9.1은 학생 자가평가에 대한 예시이다.

자가평가로 인해 불안해하는 학생들이 많지만, 그들의 불편한 감정들은 교수자와 대화를 나누는 과정에서 종종 통찰력의 향상으로 보상된다. 학생들은 대화를 통해 건설적인 비판을 수용하고 그들의 수행에 대한 구체적인 피드백과 자료를 제공하는 방법을 배울 수 있다.

학생에 대한 교수자 평가

임상간호실무에서 가장 중요한 측면 중 하나는 평가이다(Potter, Perry, Stockert, & Hall, 2013). 이 원칙은 간호대학생에 의한 임상수행의 평가에도 해당된다. 간호교육프로그램의 임상교육자가 제공하는 첫 오리엔테이션에는 학생들의 임상수행을 평가하는 절차에 대한 구체적인 설명이 포함되어야 한다. 평가도구에 대한 설명은 학생들이 임상 경험을 통해 얻을 수 있는 기대를 명확하게 할 수 있도록 예시를 포함하여 자세하게 제시되어야 한다. 학생들에게 수행평가는 간호사 생활을 지속하는 내내 시행될 것임을 강조한다. 만약 당신이 일하는 학교에서 실습 평가에 등급을 부여한다면, 평가자로서 평가를 위한 준비를 하는 것이 더욱 중요하다(12장 참조). 많은 학생들이 A학점을 기대한다. 학생들은 간호사로서 직업 세계에 들어서게 되고, 누군가는 마취간호사, 전문간호사 등이 되고 싶다고 말할 것이다. 학생 개개인이 느끼는 압박(당신이 주의하지 않으면 당신에게 전이될

예시 9.1

임상역량에 대한 학생 자가평가

등급부여 방법

실습지에서 수행에 대한 등급부여는 다음의 (과목명 또는 학수번호) 평가도구에 의해 시행된다.

이 자가평가는 실습 수행에 대한 당신의 성과를 나타낼 수 있는 기회가 될 것이다. 등급은 1~5점의 리커트 척도로 구분되며 각 등급의 정의는 다음과 같다.

1. 기준을 충족하지 못함
2. 기준의 충족에 일관성이 없음
3. 기준을 충족함
4. 기준을 초과함
5. 기준을 훨씬 초과함

목표 예시

"각 실습에 참석하고 필요한 자료를 제출하시오."

만약 매일의 수행성과와 제출한 자료가 기준을 충족한다면 자신에게 3점을 줄 수 있다. 기준을 초과한 성과를 달성하였을 때는 4점 또는 5점을 줄 수 있으나, 반드시 서면으로 된 근거를 갖추어야 한다. 기준을 초과한 성과에 대해서는 관련 자료나 기록이 있어야 한다. 해당 등급에 대한 자료 없이는 자신의 등급을 3점보다 높게 평가할 수 없다. 자가평가 제출 시에는 근거자료를 함께 제출해야 한다. 이 예시와 관련하여 기준 이상의 성과를 달성하고 3점 이상을 받을 수 있는 몇 가지 방법들을 소개한다.

- 환자 차트를 읽고 필요한 질문을 하기 위해 오전 7시 사전컨퍼런스에 일찍 도착하기
- 주 1건 이상의 저널을 제출하고 학습목표 및 지식과 통합하기
- 환자 또는 동료와 임상적으로 관련된 주제를 공유하기
- 환자 간호와 관련하여 독립적 연구 수행하기

수도 있는)은 "나는 원하는 직업을 택하기 위해서 높은 학점을 받아야 하기 때문에 A학점을 받아야 해요."일 것이다. 학생들은 A학점을 받아왔고, 당신 또한 당연히 A학점을 주어야 한다고 생각할 수도 있다. 이러한 상황에서 A학점을 받기 위해서 무엇이 필요한지에 대한 내용을 구축해 놓을 필요가 있다. 예시 5.3의 등급부여에 대한 가이드는 교수자 자신이 임상실습의 강의계획서에 보충할 수 있는 자료이자 학생의 요구를 반영한 내용으로 참고할 수 있다.

많은 학생들이 임상간호 역량 강화를 위한 피드백이나 제안을 원한다. 이러한 평가 시간은 그들의 전체 간호대학 과정에서 가장 의미 있는 시간 중 하나가 될 수 있다. 다수의 숙련된 간호사들은 실습 중에 임상강사로부터 긍정적이거나 부정적인 피드백을 받았던 경험과 그러한 경험이 간호사 생활에 어떠한 영향을 미쳤는지에 대해 이야기한다.

교수자에 대한 학생 평가

많은 학교에서 당신의 담당 학생들이 실습 종료 시 교수자인 당신을 평가하도록 하고 있다. 이러한 평가는 공식적인 실습프로그램 평가 외에 또 다른 평가이다. 평가는 자발적인 참여로 이루어지고, 익명으로 시행되며, 추후 평가에 대한 교수자와 학생 간의 토론도 시행되지 않는다. 학교 측에서는 교수자의 성과를 '소비자'의 관점에서 평가하기 위해 학생들에게 교수자에 대해 평가하도록 한다. 교수자는 단순히 평가도구를 전달하는 과정에만 포함되며, 교수자에 대한 평가는 프로그램 관리자가 분석할 수 있도록 응답자에 의해 온라인으로 제출되거나 지정된 장소에 취합된다. 만약 학교에서 이러한 평가를 시행한다면, 학생들의 평가 결과는 당신의 정년보장이나 재임용 여부에 큰 영향을 끼칠 것이다. 다음에 제시된 항목들은 종종 4점 리커트 척도와 함께 평가에 사용된다.

- 교과목을 효과적으로 조직하고 기획하는가?
- 학습목표를 명확히 설정하는가?
- 학생들과 효과적으로 의사소통하는가?
- 학생들을 존중하는 태도로 대하는가?
- 학생들의 질문과 참여를 독려하는가?
- 과목에 대한 열정이 있는가?
- 과제에 대한 설명이 명확한가?
- 학생의 성과에 대한 평가는 공정한가?

평가에서는 종종 학생들이 교수자나 과목에 대해 가장 좋은 점이나 개선이 필요한 점에 대해 기술할 수 있도록 빈칸을 두기도 한다. 이러한 평가를 읽을 때는 자기 자신에게 친절해질 필요가 있다. 대부분의 경우 당신은 학생들에게 좋은 평가를 받을 것이지만, 학생들의 조언에도 귀를 기울여야 한다. 간호대학생을 오랫동안 가르친 사람이라면 누구든 부정적인 평가나 의견을 받을 수 있다. 당신에게 주어진 업무를 해내면서 동시에 학생으로부터 항상 좋은 평가를 받는 것은 불가능할 수도 있다. 당신은 학생의 부족한 성과를 있는 그대로 평가한 결과에 대한 반발로 학생으로부터 좋지 않은 평가를 받을 수도 있을 것이다. 이러한 '직업상의 위험'은 모든 교수자들이 직면하는 것이므로, 외롭다고 생각할 필요가 없다. 신뢰할 수 있는 동료에게 부정적인 평가 내용에 대해 이야기를 나누는 것이 도움이 될 것이다. 만약 평가 의견이 공정하지 않거나, 상사로부터의 평가 결과가 두렵다면, 해당 교과목 코디네이터에게 당신에게 나쁜 평가점수를 준 학생이나 그룹의 동기에 대해서 설명하는 것도 방법이 될 수 있다. 자기 연민과 돌봄이 임상강사로서의 역할에 대한 만족을 유지하는 데 필수적임을 기억해야 한다(더 자세한 내용은 19장 참조).

가장 이상적인 것은 학생들의 평가 결과를 더 좋은 교수자가 될 수 있도록 활용하는 것이다. 학생들의 제안 중 일부는 당신에게 매우 유용할 수 있다.

Fast Facts: 핵심내용 요약

- 학생 자가평가는 매우 중요한 도구이다.
- 학생들에게 그들의 성과를 어떻게 나타낼 수 있는지, 특히 기준을 초과해서 달성한 성과를 어떻게 나타낼 수 있는지에 대한 지도가 필요하다.
- 교수자에 의한 평가와 비교했을 때, 학생의 자가평가는 대화와 피드백의 중요한 기회를 제공한다.

Reference

Gaberson, K. B., & Oermann, M. H. (2010). *Clinical teaching strategies in nursing* (3rd ed.). New York, NY: Springer Publishing.

Potter, P., Perry, A., Stockert, P., & Hall, A. (2013). *Fundamentals of nursing* (8th ed.). St. Louis, MO: Elsevier.

10

학생 기록 작성을 위한 수칙

임상실습 평가에서 임상강사의 일반적인 실수 중 하나는 기록을 충분하게 작성하지 않는 것이다. '실습지도일지(anecdotal notes)'는 임상수행을 기록하는 데 유용할 것이다. 그러나 학생이 해당과목을 낙제할 위기에 있을 때에는 교수자에 의해 작성된 보다 공식적인 기록이 필수적이다. 이 장에서는 실습지도일지의 예시를 설명하고, 적시에 평가 결과를 문서화하기 위한 자료의 유형에 대해 구체적인 방향을 제공한다. 또한 전문가로서 임상교육자의 법적 책임을 줄이기 위해 어떻게 실습지도일지를 사용하는지에 대해서도 언급한다.

이 장에서 배울 내용은 다음과 같다.

- '실습지도일지'를 작성하는 방법
- 임상강사와 관련된 문서의 주요사항
- 간호교육자에게 부여된 전문가로서의 법적 책임을 이해해야 할 필요성

학생의 성과를 문서화하기

학생의 수행에 대한 임상강사의 평가는 계속적인 과정이다. 학생 평가는 지속적인 관찰의 결과를 기반으로 해야 한다. 학생 평가가 학생의 수행을 바탕으로 한 공정한 과정임을 증명하기 위해서는 판단 과정에서의 일반적인 실수를 지양해야 한다. 평가 과정에서 하지 말아야 할 사항에 대해 먼저 살펴보도록 한다.

하지 말아야 할 것

초보 교수자로서

- 학생의 임상수행 평가 결과를 문서화하는 것을 가볍게 생각하지 않아야 한다.
- 투약, 환자 사정, 환자 교육, 동료 또는 당신과의 의사소통 시 각 학생의 경험에 대한 세부적인 사항을 '기억'하는 것에 의존하지 않아야 한다.
- 학생이 정맥주입 투약이나 유치도뇨관 삽입이 처음이기 때문에 준비 부족으로 인한 실수가 용인될 수 있다고 생각하지 않아야 한다.
- 환자 사정 등 학생의 행위로 인해 위험 또는 상해가 거의 없을 것이라고 단정 짓지 않아야 한다(환자가 그날 원래 화가 난 상태였다고 이야기한다 하더라도).
- 학생이 책임 보험에 가입되어 있기 때문에 임상강사가 학생의 실수(error)와 관련된 경제적 · 법적 위험과 관련이 없다고 가정하지 않아야 한다.

해야 할 것

학생의 임상수행에 대한 기록을 중요하게 생각하지 않는 것은 최종 평가에 대한 근거 부족으로 이어질 수 있으므로 경각심을 가져야 한다. 교수자는 학생이 실습프로그램의 최소 기대 수준을 뛰어넘지 않는, 적당한 수준으로 실습을 수행하였다고 '느낄' 수 있으나, 해당 학생은 완전히 다른 관점을 가지고 있을 가능성이 높다. 학생은 자신이 매우 모범적으로 실습에 임하였다고 믿을 것이며, 자가평가에서 구체적인 예시를 제시할 수 있을 것이다. 교수자가 이러한 인식에 반박하기 위해 '실습지도일지'를 미리 정리해 놓지 않으면 평가 결과에 대해 학생의 반발이 있을 수 있고, 이에 대응하기 위한 광범위한 후속조치와 작업이 뒤따를 수 있다.

이러한 작업에는 교수자와 교과목 코디네이터 또는 학장, 그리고 다른 교수들과의 논의도 포함된다. 보통 이러한 유형의 학생 문제와 관련된 절차가 있다. 각각의 간호교육프로그램마다 학생의 임상교과목 문제를 다루기 위한 절차가 다를 것이다.

만약 교수자가 각 학생의 경험에 대한 구체적인 사항을 기억에 의존한다면, 학생 평가는 명확하지 않고 부적절할 것이다. 평가할 학생이 많은 상황에서는 기억력이 좋은 사람이라고 할지라도 다양한 간호술이 수행되고, 평가된 정도와 적절성을 포함하여 각 학생들의 구체적인 사항들을 상기하는 데 어려움이 있을 수 있다.

학생을 평가하는 데 있어서 '준비 부족'을 무시해서는 안 된다. 만약 학생이 투약과 처치를 실습할 것이라고 공지를 받았다면 해당 사항에 대해 실습실에서 준비할 의무가 있다. 임상강사는 학생들에게 전체 절차들을 가르치고 리뷰해 줄 시간이 부족한 경우가 많으며, 특히 환자가 적시에 처치를 받아야 하는 경우 더욱 그렇다. 실습실은 모든 간호교육프로그램을 위해 개방되어 있다. 많은 실습실이 고충실도(high-fidelity) 시뮬레이션을 구현할 수 있도록 새롭게 개선되고 있다(더 자세한 내용은 21장 참조). 실습실을 예약하고 임상실습에 필요한 간호술을 공부해 오는 것은 학생의 책임이다.

간호사들을 당신의 편으로 만들어라. 그들은 당신이 혼자 얻을 수 있는 것보다 학생들의 수행에 대해 해석하고 더 많은 정보를 수집할 수 있는 눈과 귀를 가지고 있다. 만약 간호사나 간호보조인력이 환자나 보호자가 학생이 간호술기를 한 후 또는 병실에 들어갔다가 나온 후에 화가 난 것처럼 보인다고 이야기한다면, **조사해 볼 필요가 있다.** 이렇게 밝혀진 사실은 학생, 학교 및 당신에게 발생할 수 있는 문제를 나타내는 '적신호'인 경우가 많다. 병실에 들어가서 환자와 보호자에게 당신을 소개하고, 학생과의 상호작용이 환자에게 어떻게 받아들여졌는지에 대해 질문해야 한다. 어떠한 잠재적 문제라도 즉시 처리하는 것이 방치하는 것보다 나을 것이다. 1~2주 후에 문제를 처리하는 것은 조속한 해결로 갈지 법적인 상황으로 갈지를 결정짓는 요인이 될 수 있다.

또 다른 유용한 팁은 간호관리자에게 그때그때 확인하는 것이다. 이것은 교수자나 평가자로서 주도적인 행동이다. 걱정이나 이슈가 있다면 가서 문의해야 한다. 당신은 소외된 환자나 직원으로부터 문제에 대해 들었을 가능성이 있다. 그러나 간호관리자에게 확인한다면 관리자와의 관계도 좋아지고 종종 직원들의 호의도 얻을 것이다. 간호교육프로그램에서 다음 학기 실습지 배정을 요청하는 경우, 그 부서는 당신의 요청을 받아줄 것이다.

실습지도일지

2장에서 언급한 것처럼, 실습지에서 당신에게 부여된 전문가로서의 법적 책임을 확실히 이해해야 한다. 동일한 교육수준과 경험을 가진 사람이 동일하거나 유사한 상황에서 취할 수 있는 평균적인 기준의 주의 의무가 교수자와 학생에게 적용된다(Oermann & Gaberson, 2012). 그러나 일반적으로는 교수자가 다음과 같은 사항을 준수하였다면 학생에 의해 시행된 태만(negligent acts)에 대해 교수자의 책임은 없다.

1. 과제를 완수하는 데 필요한 기술을 바탕으로 적절한 학습활동 선택
2. 학생들이 과제를 완수하는 데 필요한 지식과 기술을 갖추고 있는지 판단
3. 필요한 지침 제공

임상교수자로서 이러한 요건을 준수하였음을 증명하기 위해서, 각 학생의 수행과 관련하여 '실습지도일지'를 유지하는 시스템을 고안하는 것이 도움이 될 것이다. 실습지도일지는 학생들의 수행이나 행동에 대한 관찰 기록이다. 예시 10.1을 보자.

예시 10.1

Nursing 411과 NSL 412에 대한 실습지도일지 날짜: ____________

학생	수행 항목	관찰
학생 #1		
학생 #2		
학생 #3		
학생 #4		
학생 #5		
학생 #6		
학생 #7		
학생 #8		
학생 #9		
학생 #10		

예시 10.1의 맨 위에는 과목명과 날짜를 적고, 표의 왼쪽에는 각 학생의 이름을 기입한다. 각 실습일마다 실습항목(신체사정 또는 교수자의 지도하에 피하주사 투약)을 기록한다. 실습지도일지는 당신만 볼 수 있는 자료이며, 당신이 전문가로서 위의 세 가지 사항을 준수했는지를 증명해야 하는 경우, 중요한 자료가 될 수 있다. 적어도 그날의 실습지도일지는 임상수행을 평가할 때 당신의 기억을 되살리는 데 도움이 될 것이다. 실습지도일지는 실습 몇 주 후에 매우 중요한 자산이 될 것이다. 또한 각 학생별로 분류된 자료가 필요할 수도 있다. 메모를 사용하는 것은 구식이기는 하지만, 스마트폰 사용이 금지되거나 태블릿 또는 랩탑을 사용하기에 충분한 공간이 없는 실습지에서는 유용한 방법이 될 수 있다. 매일 실습이 끝난 후, 학생에 대해 메모한다. 메모의 예는 다음과 같다.

> Mary는 담당 환자에게 Ancef를 정맥주사하였고, 세 종류의 약물을 경구로 투약하였다. 그녀는 경구로 투약한 약물에 대한 지식이 부족했다. 나는 그녀에게 투약 준비가 다 되었다고 나에게 말하기 전에 약물과 관련된 사항을 적어 놓을 것을 권고했다.

이렇게 간단한 메모를 적는 것은 학생이 당신의 제안을 받아들였는지, 아니면 다음에도 투약할 때 여전히 미흡한 수준으로 수행하고 있는지를 식별하는 데 도움이 된다. 만약 특정 학생의 수행 정도가 계속 수준 이하라면, 이것은 '경고' 신호가 될 것이다. 임상강사를 위한 경고 신호에 대한 내용은 11장에서 언급하였다.

실습기간 동안 제출된 서면과제에 대한 당신의 의견을 기록해 두는 것도 도움이 된다. 예를 들어 만약 주별 과제가 제출되면 과제를 평가하고, 각 과제에 대해 번호를 매기거나 실습일지에 과제에 대한 의견을 써 놓는 시스템을 고안할 수 있다. 요즘 학생들은 자주 또는 매일 피드백을 원한다. 번호를 적어 놓음으로써(이것은 당신이 평가를 위해 적어 놓은 점수체계임을 설명해야 한다) 당신은 그들에게 피드백을 줄 수 있다. '2주차 주별 과제에 모든 약물 분류 카테고리를 포함하도록 지도할 필요가 있음'과 같은 생각들은 평가 결과를 뒷받침하기에 충분할 것이다. 각 개념지도 또는 간호계획에 번호를 기록하는 것은 귀찮은 일이지만 평가 시점에는 큰 보상으로 돌아온다. 교과목 코디네이터와 서면과제에 대해 확인하는 것이 필요하다. 또한 그들은 전반적인 과제 평가에 도움이 되는 평가 루브릭이나 평가 형식을 가지고 있을 수도 있다.

메모를 하는 시스템이라면 무엇이든 상관없다. 전자기록도 도움이 된다. 결론은 각 실습에 대해 학생마다 1~2개의 메모를 작성해야 하므로, 기록 작성에 시간을 투자해야 한다는 것이다. 전문직 간호사는 학생들에게 기록되지 않은 것은 일어나지 않은 것이라고 가르친다. 성공적인 학생 평가를 위해서는 실습지도일지에 무슨 일이 일어났는지 확실히 기록해 두어야 한다.

Fast Facts: 핵심내용 요약

- 학생 평가와 관련하여 신입 임상강사의 '실수'를 지양해야 한다.
- '실습지도일지'에는 학생의 수행에 대해 매일 임상강사가 관심을 가지는 내용을 기록한다.
- 임상수행에 대한 서면기록은 학생의 부진이나 낙제에 대한 근거자료로 필요할 수 있다.

Reference

Oermann, M. H., & Gaberson, K. B. (2013). *Evaluation and teaching in nursing education* (4th ed.). New York, NY: Springer Publishing.

11

조기 경고 시스템

다수의 숙련된 임상강사들이 학생들을 관찰할 때 직관을 많이 사용한다. 학생이 교과목의 학습목표를 달성하지 못할 위험에 처해 있을 때 보통 경고 신호가 나타난다. 예를 들어, 숙련된 임상강사는 학생이 특정한 방식으로 간호술기를 수행하거나 간호과정을 전달하는 것을 통해 잠재적인 문제를 알아차릴 수 있다. 간호사들은 심각하고 잠재적으로 생명을 위협하는 상황에 대한 책임이 있기 때문에, 이러한 미묘한 '경고 신호'에 주의를 기울여야 한다. 이 장에서는 어려운 문제에 대해서 언제 상사나 동료에게 연락해야 하는지에 대한 지침을 소개한다.

이 장에서 배울 내용은 다음과 같다.

- 임상 환경에서 학생이 낙제하거나 안전하게 실습을 수행하지 못할 위험이 있는 경우에 대한 경고 신호를 알아차리는 방법
- 환자에게 안전하지 않은 간호수행을 할 위험이 있는 학생을 판단하기 위해 필요한 '육감' 또는 직관을 발휘하기 위한 팁
- 교수자와 학생을 보호하기 위해 어떤 학생이 위험에 처해 있는지 판단하는 데 도움을 줄 수 있도록 상사에게 연락해야 할 시기

조기 경고 신호

9장에서 언급했듯이, 6일 이상 시행되는 실습에서는 중간평가가 권고된다. 만약 실습기간이 6일 이내라면 중간평가를 적절하게 시행하기는 어려울 것이다. 그러나 교수자와 학

생 개개인 간 비공식적인 만남이 이루어져야 한다. 비공식적인 만남은 평가 형식을 간략하게 소개하고 학생의 현재 수행에 대한 피드백을 제공하는 것으로 간단하게 진행될 수 있다. 또한 이러한 만남은 학생의 수행에 대해 당신이 관찰한 조기 경고 신호에 대해 의논할 수 있는 기회를 제공하기도 한다.

임상실습 목표

임상현장에서 학생의 수행을 평가하는 것은 감당하기 힘든 일일 수도 있다. 간호교육자에게 학생의 성과를 측정하기 위해 객관식 시험을 제공하는 것은 호사이다. 학생의 지식과 안전 정도를 가늠할 수 있는 빈칸 채우기 문제는 없으며, 임상적 효과를 측정할 수 있는 객관식 시험도 없다. 임상강사는 정확성이 부족하여 해석이 힘든 임상실습목표의 맥락 안에서 직접 관찰에 근거하여 학생들을 평가해야 한다. 임상실습목표의 예는 다음과 같은 사항들을 포함한다.

- 급성기 환자의 심리적 요구에 대응하는 능력을 발휘한다.
- 언어적 · 비언어적 의사소통을 정확하게 해석한다.
- 모든 환자들과 적절한 상호작용을 보인다.

간호교육자마다 이러한 목표를 다양하게 해석할 수 있다. 초보 임상강사는 프로그램의 목표에 따라 학생의 수행을 평가하기 위해 사용할 정보를 어떻게 결정할 수 있을까?

'적신호' 경고

당신이 눈치 빠른 임상강사가 되기 위해 필요한 또 다른 특성이 있다. 학생이 실습 동안 나타내는 '적신호', 즉 교수자의 관찰, 걱정, 상담 그리고 실행 계획을 필요로 하는 신호들에 대한 인식이다.

- **얼버무림**: 준비되지 않은 학생들은 당신의 질문에 관계없는 사실들을 열거할 것이다. '얼버무림'은 교수자가 학생에게 왜 수술 후 환자에게 간헐적 공기압박기를 다리에 적용하는지에 대해 설명하라고 했을 때, 학생이 "수술 후 합병증을 예방하기 위해서"라고 대답은 하지만 합병증이 무엇인지, 합병증 예방을 위한 간호중재가 무엇인지 구체적으로 설명하지 못할 때와 같은 상황이라고 할 수 있다. 학생은 공기압박기의 사용에 대한 질문에 정형외과 환자 또는 공기압박기의 종류 등 부적절한 사항을 말하지만, 당

신의 질문에 대한 대답은 하지 못할 것이다. 만약 학생이 왜 간호중재가 시행되는지 구체적으로 알지 못한다면, 학생은 간호중재의 효과를 평가할 수 없다.

- **과제를 늦게 제출함**: 학생들에게는 간호과정, 실습일지와 같이 할당된 과제를 완료하기 위한 일정표가 주어진다. 과제를 한 번 이상 늦게 제출하는 학생은 과제 수행에 어려움이 있을 가능성이 있다. 그들은 직장과 관련해서 시간적인 제약이 있을 수도 있고, 과제를 적시에 끝마치기 위해 지나치게 많은 시간이 필요할 수도 있다. 교수자는 과제 제출이 늦은 이유에 대해 조사해야 한다. 학생들을 그냥 두는 것이 학생을 돕는 것이라고 생각해서는 안 된다. 적시에 임무를 완수하는 것이 환자를 돌볼 때도 중요한 역할을 한다는 생각을 처음부터 학생들에게 심어주어야 한다.
- **실습지에 지각함**: 간호는 새로 출근한 간호사가 이전 근무의 간호사가 제공한 간호의 흐름을 이어받는 연속적인 과정으로 이루어진다. 지각은 이러한 연속성을 크게 해칠 수 있다. 학생들은 수업에 지각하는 것보다 실습에 지각하는 것이 훨씬 심각한 문제라는 것을 명확하게 이해해야 한다. 교통사고와 같이 불가피한 상황이 아니라면 지정된 시간에 나타나지 않는 것은 매우 당혹스러운 신호이다. 그들은 이 직업에 수반되는 엄청난 책임감을 인정하고 있는가? 그들의 삶의 다른 부분으로 인해 교육이 방해받고 있는가? 원인이 무엇이든 간에 임상강사의 임무는 학생과 함께 상황을 해결하고, 계속되는 지각으로 인한 결과를 검토하며, 학생이 교과목목표와 임상강사의 기대를 충족할 수 있는 학생의 능력을 평가하는 것이다.
- **실습에 결석함**: 모든 사람이 아프거나 출근 또는 수업시간을 놓칠 수 있다. 인간이기 때문이다. 그렇다고 할지라도, 몇 시간 이상 실습에 결석한 학생에 대해서는 염려할 필요가 있다. 여러 실습지에서 반복적으로 결석하는 것은 학생이 임상에서의 요구에 대처하지 못하고 있다는 신호일 수 있으며, 교과목 코디네이터나 교육관리자의 개입이 필요할 수 있다. 간호사는 혼자 일하는 직업이 아니다. 간호사 한 명의 부재는 팀 전체의 근무를 좌우하며, 나아가 환자간호의 질에 영향을 미친다. 이것이 대부분의 병원과 의료기관에서 결근에 대한 정책을 시행하고 있는 이유이다. 각 교수자들은 관리자에게 학생의 결석에 대한 정보를 제공해야 한다. 5장에서 언급한 것처럼, 결석할 경우 '보충실습'이 있다고 말하면 안 된다(프로그램이 실제로 이러한 목적으로 보충실습을 제공하지 않는 한). 대신 실습 경험을 대체할 수 있는 것이 없음을 알려주면서, 학생이 결석한 실습의 학습목표를 달성하도록 도울 수 있는 '실습 대체과제'에 대해 언급해야 한다(16장 참조).

- **감독 없이 간호술기를 수행함:** 5장에서는 임상강사와 학생을 위해 오리엔테이션에 대한 정보에 대해 설명하면서, 새로운 병원과 실습지에서는 실습지와 학교의 규정 및 요청 사항과 임상강사가 기대하는 바를 서면으로 제공하고 학생들에게 확인해야 함을 이미 기술하였다. 확인하는 과정에서 "어떠한 간호술기도 감독 없이 학생 혼자 수행해서는 안 된다."는 지침이 중요하게 다루어져야 한다. 교수자는 누가 감독할 수 있는지에 대해 명확하게 전달해야 한다. 항상 당신만이 감독할 수 있는가? 아니면 실습지의 간호사가 감독 역할을 할 수 있는가? 어떤 교수자들은 학생들이 오리엔테이션 당일에 그들이 이러한 사항을 이해하고 있음에 대한 서명을 요청하기도 한다. 학생이 교수자의 감독 없이 행한 간호술기가 잠재적으로 사망을 유발할 수 있는 심각한 오류를 일으킬 수 있기 때문에 임상실습의 감독에서는 신중해야 한다. 감독과 관련된 규칙 위반 시 즉시 조치를 취하는 것이 가장 중요하다. 가능하면 사건이 일어난 직후에 학생과 컨퍼런스를 해야 한다. 보통 이러한 경우에 오류에 대해 실습지의 관리자와 학교의 코디네이터에게 보고할 필요가 있다. 이와 관련된(2장 참조) 학교의 정책을 따르고 '안전한 실습'을 위한 기준에 대해 숙지하고 있어야 한다(17장 참조).
- **만성적인 개인적 위기:** 모든 교수자는 "삶은 계획대로 되지 않는다."는 사실을 알고 있다. 누구에게나 좋지 않은 날이 있고 최선을 다하지 못하는 날이 있다. 동시에, 계속적으로 임상수행에 대해 지지부진한 변명을 하는 학생에 대해서도 인지하고 있어야 한다. 예를 들어, 교수자는 모든 학생들에게 실습이 시작되기 전에 인슐린 주사나 경장영양 등 특정 간호술기를 실습실에서 학습하고 오라고 할 것이다. 만약 특정 학생이 간호술기를 수행 시 어떤 단계를 먼저 수행해야 하는지 명확하게 알지 못한다면, 그 학생은 준비가 부족한 것이다. 학생은 간호술기를 수행하지 못하는 것에 대해 아프다거나 감정적으로 힘들다는 등의 여러 가지 이유를 댈 것이다. 처음에 많은 교수자들은 학생의 말을 우선 믿고 술기를 수행할 수 있도록 도와줄 것이다. 그러나 이렇게 용서하는 것이 학생의 준비 부족에 대해 용인하는 것이 아니라, 실습실 코디네이터와 함께 더 자세히 검토하고, 실습지도일지에 적절한 기록을 남길 것이라고 학생에게 알려주어야 한다. 그러나 같은 학생이 또다시 준비가 부족한 경우에, 이것은 '경고 신호'로 받아들여야 한다.

경고 신호에 대처하기

경고 신호에 대해 임상강사는 무엇을 해야 하는가? 만약 임상실습지도가 처음이라면, 더 경험이 많은 동료들과 상의하는 것이 좋다. 임상강사는 학생들과 마주하면서 자신만의 고유한 교수법을 발전시킨다. 실습실 강사(lab instructor)에게는 당신이 실습실에서의 학습을 통해 무엇을 기대하는지에 대해 미리 알리는 것이 좋다. 그러고 나서 당신은 해당 학생에게 실습 동안 무엇을 할지에 대한 서면 지시를 주고 실습실로 보낼 것이다. 당신은 실습실 강사에게 해당 학생이 실습실 학습시간을 모두 채웠는지에 대한 확인 자료를 요청할 수도 있다. 만약 경고 신호가 누적되었다면, 학생은 과목을 낙제할 위험에 처해 있을 것이다. 임상수행평가 형식에 익숙해져야 하며, 10장과 17장의 내용을 참고하여 안전하지 않은 실무를 문서화하는 방법을 참고하기 바란다.

교과목 코디네이터 개입의 중요성

실습비와 학생이 간호사가 되는 삶의 변화를 고려하였을 때, 만약 학생에게 실습을 제대로 수행해내지 못할 가능성이 조금이라도 보인다면, 학생에게 적절한 경고를 주고 최대한 빨리 숙고해 볼 수 있는 기회를 주는 것이 필요하다. 주저하지 말고 학생에 대한 당신의 염려를 문서로 기록해야 한다. 예시 11.1의 양식을 사용할 수 있다.

"아직 이르다. 곧 좋아질 것이다."라고 희망적으로 믿으면서 아무 조치도 취하지 않는 것은 실습 종료 시 난처하고 시간 소모가 큰 상황을 초래할 수도 있는 주사위 던지기라고 할 수 있다. 특히, 임상현장에서 학생이 학습목표를 달성하고 개선될 수 있는 기회를 줄 수 있도록 적시에 공식적으로 경고하지 않은 경우, 실습이 종료되었을 때 관련 기록 부족으로 인해 낙제점수를 부여하기 어려워질 수도 있다.

따라서 1주 차에 학생 중 한 명이 간호사, 환자, 당신과의 상호작용이 원만하지 않은 경우, 이를 기록하고 학생과 특이사항에 대해 의논해야 하며, 해당 사항을 서면으로 교과목 코디네이터에게 알려야 한다. 학생에게 조기에 다시 생각해 볼 수 있는 기회를 줌으로써 실습의 목표를 달성할 수 있도록 하는 것이 보다 공평하고 정당한 방법일 것이다. 간호사라는 직업은 모두가 할 수 있는 직업이 아니며, 개인에게 주어진 냉엄한 현실은 임상환경에서 처음으로 드러날 것임을 명심해야 한다. 돌보는 것만으로는 유능한 간호사를 만들 수 없다. 만약 학생이 간호사로 적합하지 않다는 근거를 여러 번 수집하였다면, 이것을 코디네이터와 의논하고 학생의 적격성을 논의하는 자리를 마련해야 할지 문의해야

예시 11.1

상담일지 양식 예시

XYZ 대학 건강과학부
상담 일지
NUR11L
학생 컨퍼런스

학생:
과목:
날짜:
시간:
현재 상황:

논의사항:

실행 계획:

학생 의견:

________________	________________
학생	날짜
교수자/임상강사	날짜
교과목 코디네이터	날짜

한다. 역설적으로 이렇게 학생과 어려운 논의를 하는 것이 궁극적으로는 학생에게 도움이 될 수 있지만, 그 시점에서는 감사받지 못할 수 있음을 각오해야 한다.

직관의 중요성

보다 숙련된 임상강사가 되기 위해서는 직관을 조금 더 신뢰할 필요가 있다. 한 학생이 환자와 상호작용을 잘 해서 깊은 인상을 주었다면, 그 학생을 다른 학생만큼 면밀히 관찰하지 않아도 될 것임을 깨달을 것이다. 임상강사는 대체로 6~10명의 실습생을 지도한다. 10명의 학생들 중 어떤 학생에게 환자안전에 대해 면밀히 조사해야 하는지, 어떤 학생이 간호술기를 더 잘하는지 판단할 수 있는 감각을 기르는 것이 필요하다.

당신의 직관을 믿어라. 당신이 간호사로서 환자가 좋지 않다는 '느낌'을 받아서 환자와 더 많은 시간을 보냈을 때 유사한 직관이 발달했을 것이다. 이것은 학생의 경우에도 마찬가지이다. 당신의 직관을 통해 환자에게 상해를 입힐 수 있는 잠재적인 가능성을 가진 학생에 대해 경계할 수 있다.

Fast Facts: 핵심내용 요약

- 학생의 수행에 대한 경고 신호를 경계해야 한다.
- 경고 신호를 관찰하였다면, 이를 기록하고 교과목 코디네이터에게 즉시 알려야 한다.
- '문제 학생'에 대한 당신의 직관을 믿어야 한다.

12

등급부여(Graded clinical)와 Pass/Fail 평가

임상실습지도에 대한 시간제약은 이미 이 책에서 설명하였다. 이것은 학계의 다른 직업들보다 임상강사라는 직업을 좀 더 힘들게 하는 요인이다. 그러나 간호학은 실습 학제를 핵심으로 하고 있기 때문에 학생은 그들이 실습한 것, 즉 '임상수행'에 의해 평가받아야 한다. 실습 학생은 합격/불합격, 충분/불충분, 문자/숫자 등급 또는 이러한 방법들의 조합으로 평가받게 된다.

이 장에서 배울 내용은 다음과 같다.

- 등급부여 체계
- 각 방법들의 장점과 단점

학생에게 성적 부여하기

임상실습지도에서 평가에는 가장 어렵고 감정적으로 막중한 책임이 요구된다(Scanlon, Care, & Gressler, 2001). 임상강사는 다른 사람의 수행을 평가하기 위해 주관성을 배제해야 할 뿐만 아니라 평가는 고사하고 학생을 충분히 지도할 수 있는 시간도 부족하다.

학생 평가의 어려움

임상강사는 학생의 수행을 평가하는 데 끊임없는 어려움에 직면한다. 어떤 교육프로그램에서는 전체 실습과정이 2주 만에 끝난다. 게다가 임상강사는 1명의 학생이 아니라 여러 명의 학생을 담당한다. 예를 들어 일반적인 간호교육프로그램에서, 임상강사는 7주의 내 · 외과 실습 후에 최대 10명의 학생을 서면으로 평가하고 성적을 부여해야 한다.

간호교육에서는 한 교과목에 대해 이론 학점과 실습 학점이 분리되어 있다는 사실을 기억해야 한다. 보통, 학생들은 다음 단계로 나아가기 위해 둘 다 이수해야 한다. 어떤 학생들은 이론 시간에 강하고 시험을 잘 보지만, 이것이 항상 실습에서도 좋은 성적을 거둘 수 있음을 의미하지는 않는다. 실습과목은 간호교육에서 각 학생들이 학습한 지식을 실제 임상현장에 적용할 수 있도록 하는 필수적인 과정이다.

교과목 학습목표에 대한 지식

교수자는 교과목 학습목표와 연관된 평가 기준에 의거하여 학생을 관찰하고 채점한다. 따라서 임상강사는 학습목표를 잘 숙지하고 중간 · 기말 평가를 위해 시간을 할애해야 하며, 무엇보다도 평가 시스템에 익숙해지는 것이 중요하다.

예상하지 못한 사건

예상하거나 예상하지 못한 사건들이 학생과 교수자 간의 귀중한 시간에 영향을 미칠 수 있다. 대부분의 실습에서 첫날은 보통 병원 오리엔테이션을 진행한다. 다른 날은 학생이 참석해야 하는 대학 또는 간호대학의 행사 또는 법정 공휴일로 인해 수업이 취소되어 실습이 진행되지 않을 수 있다. 예상하지 못한 사건, 기상 악화나 학교의 재난 등은 학교의 휴교를 초래한다. 이러한 사건들은 교수자가 학생을 관찰하고 수행을 평가하기 위한 시간에 영향을 미친다.

등급부여 체계의 종류

임상실습의 등급부여 시스템은 기본적으로 교과목의 학습목표에 대한 학생의 성취 정도를 바탕으로 한다. 실습 과목은 합격/불합격 등급 체계 또는 문자/숫자 등급 체계로 평가된다. 예시 12.1에서는 학생용 지침서에서 볼 수 있는 등급부여 체계를 소개하고 있으니 참조하기 바란다.

합격/불합격 등급과 충분/불충분 등급은 유사하게 사용되며, 합격한 학생들을 대상으로 상대적인 등급을 부여하지는 않는다. 문자 등급은 학생의 수행에 대해 좀 더 섬세하게 평가하기 위해 사용할 수 있다. 등급부여는 보통 간호교육프로그램마다 다르게 시행된

예시 12.1

등급부여 체계

간호 교과목에서 사용되는 등급 체계는 교과목의 학습목표에 대한 학생의 성취 정도를 바탕으로 한다. 등급 척도 예시는 다음과 같다.

문자 등급	백분위 등급	학점(숫자)
A	93~100	4.0
B	84~92	3.0
C	75~83	2.0
F	75 미만	0.0

예시 12.2

Nursing 3116 심화 적응 과목(Advanced Adaptation Course)

Nursing 3116 실습 과목

임상 등급 체계: 간호학 교과목에서 사용되는 등급 체계는 교과목의 학습목표에 대한 학생의 성취 정도를 바탕으로 한다. 등급 척도는 다음과 같다.

합격 또는 불합격

임상평가 항목은 합격 또는 불합격 등급이 부여된다. 이것은 학생이 문자 등급으로 평가받지 않음을 의미하며, 'P'는 충분한 수행 정도를, 'F'는 충분하지 않은 수행 정도를 나타낸다. 합격 등급은 학점 산정에 포함되지만, 합격/불합격 점수는 평균학점에 포함되지 않는다.

다. 예시 12.2는 실습교과목에서 사용되는 또 다른 등급 체계이다. 실습지도 시 합격/불합격의 기준이 우선적으로 사용된다. Nursing Education Perspectives에 게재된 국가단위 조사연구 결과에 따르면 83%의 교수자가 합격/불합격 등급 체계를 사용하고 있는 것으로 나타났다(Oermann, Yarbrough, Saewert, Ard, & Charasika, 2009).

충분/불충분(합격/불합격)

실습은 충분/불충분(Satisfactory/Unsatisfactory)으로 등급이 부여될 수 있다. 간호학 교과목의 실습 부분에서는 충분 등급을 받아야 한다. 만약 학생이 충분 등급에 맞는 수행을 보이지 못한다면, 임상강사는 개선을 위한 계획을 수립하기 위해 학생과 만날 것이다. 학생은 모든 실습과목의 학습목표와 역량을 성취해서 충분 등급을 받아야 한다. 이론 학습의 과제, 시험에서 받은 등급과 상관없이, 불충분 등급을 받은 학습목표가 있다면 해당 과목은 보통 낙제하게 된다. 과목의 최종 학점은 F가 될 것이다.

임상평가 양식

임상평가 양식은 특정 과목에 대한 구체적인 행동목표를 나타낸다. 학생들이 학습목표를 달성하도록 돕기 위해 구체적인 기준들이 마련되어야 하며, 평가 양식에 서면으로 작성되어야 한다. 이러한 기준들은 학생에게 공지되어야 하며, 실습 첫 날에 학생과 기준에 대해 의논해야 한다. 학생의 수행과 교수자의 관찰은 평가 과정에서 중요한 역할을 한다.

임상평가 기준에 의한 평가는 실습평가 양식에 따라 명확하게 시행되며, 평가 시간에 교수자에 의해 학생에게 구두로 전달될 것이다.

실습목표의 예

실습목표는 "학생은 내 · 외과 병동에서 환자를 간호할 때 지식을 적용할 수 있다."와 같이 설정될 것이다.

합격/불합격 등급체계를 사용하는 교수자는 실습지에서 학생의 수행 정도에 따라 P(합격) 또는 F(불합격)를 보고할 것이다. 문자/숫자 등급을 사용하는 교수자는 점수 척도에 따라 학생을 채점할 것이다. 척도는 보통 1~5점의 리커트 척도가 사용된다. 9장의 예시를 참조하기 바란다. 각 학습목표의 점수는 최종 실습 점수를 산출하기 위해 계산된다.

Fast Facts: 핵심내용 요약

- 간호교육프로그램은 각자의 평가 체계를 가지고 있다.
- 학습목표는 임상평가도구로서 중요하다.
- 1~5점의 점수 부여는 보통 문자/숫자 등급부여 체계에 사용되는 방법이다.

Reference

Oermann, M. H., Yarbrough, S. S., Saewert, K. J., Ard, N., & Charasika, M. E. (2009). Clinical evaluation and grading practices in schools of nursing: National survey fi ndings part II. *Nursing Education Perspectives, 30*(6), 352-357.

Scanlon, J. M., Care, W. D., & Gressler, S. (2001). Dealing with the unsafe student in clinical practice. *Nurse Educator, 26*(1), 23-27.

V

실습일정 관리하기

13

사전컨퍼런스

사전컨퍼런스(preconference)는 실습 시작 전에 시행된다. 이 컨퍼런스는 임상강사에 의해 진행되며 교수학습의 기회로 활용된다. 이러한 자리는 임상강사가 학생의 준비 정도와 실습을 위한 과제를 평가하고 실무에 필요한 학생의 의사소통 기술을 관찰할 수 있는 기회이다. 간호사는 매일 환자 및 의료진과 상호작용하기 때문에 의사소통 기술은 필수적인 간호역량이다. 실습을 위한 준비 정도 또한 중요하며, 이는 모든 간호대학생에게 적용되는 평가 항목이다.

이 장에서 배울 내용은 다음과 같다.

- 사전컨퍼런스의 적절한 사용
- 간호과정의 목표와 관련된 사전컨퍼런스의 역할. 사전컨퍼런스의 시나리오 중 하나가 소개됨

사전컨퍼런스란 무엇인가?

실습로테이션 중에 교수자는 컨퍼런스를 계획한다. 이러한 컨퍼런스는 보통 실습 시작 전에 열리며 사전컨퍼런스로 불린다. 실습 종료 시에 열리는 컨퍼런스는 사후컨퍼런스이다. 임상강사에게 이러한 컨퍼런스는 이론 강의의 내용들을 후속적으로 확인할 수 있기 때문에 교수학습을 위한 전략이 된다. 또한 임상강사들은 컨퍼런스를 학생들이 '이론을 실무에 적용함'이라는 일차적 목표를 이룰 수 있도록 학습 기회를 조직하는 데 사용될 수 있다.

학생 지도

각 임상강사는 학생들에게 구체적으로 실습을 지도할 사람이 교수자 밖에 없음을 기억해야 한다. 교수자는 모든 지침을 제공하고 실습에 대한 모든 질문에 대처해야 할 의무가 있다. 규정을 정하고 교과목 학습목표에 따라 실습을 조직화하는 것도 교수자의 책임이다. 학생들이 오리엔테이션데이에 규정과 교수자가 실습으로부터 기대하는 바의 대부분을 학습하였다고 하더라도, 실습 동안의 컨퍼런스는 기대하는 바를 공유하고 실습 규정을 강조할 수 있는 자리이다.

실습일별 기대목표

학생들은 각 실습일에 그들에게 무엇이 기대되는지에 대해 알지 못한다면 매우 실망할 것이다. 학생들은 규정과 지침에 익숙해져 있어야 하며, 실습지에 적절한 준비 없이 도착해서는 안 된다. 임상강사는 어떤 '준비'를 시켜야 하는가? 교수자들은 학생들이 해야 할 행동을 명확하게 전달해야 한다. 이를 위해 지침서의 임상실습평가 양식에 있는 충분/불충분 등급의 수행에 대한 구체적인 예를 들어 설명하는 것이 좋다. 또한 환자간호에 대해 광범위하고 구체적으로 명시되지 않은 실습목표에 대해 명확하게 알려주어야 한다. 각 학생들은 자신이 책임져야 할 환자간호의 구체적인 내용과 실습일의 대략적인 일정에 대해 숙지하고 있어야 한다. 이러한 내용은 사전컨퍼런스에서 다루어지는 것이 가장 좋다.

환자 배정하기

학생들은 이때 간호할 환자를 배정받는다. 많은 교수자들은 학생들에게 자율적으로 당일의 환자를 선택하도록 한다. 만약 교수자가 학생이 학습목표를 달성하기에 적합한 환자가 어떤 환자인지에 대해 명확하게 알려준다면, 학생은 교수자 또는 실습지의 간호사의 지도하에 간호를 담당할 환자를 선택할 수 있다. 당신의 업무는 학생의 자율성과 자기효능감을 육성하는 것임을 명심해야 한다. 이를 위해 모든 기회를 활용해야 한다. 만약 학생들이 사전컨퍼런스 전에 환자를 배정받았다면, 임상강사는 사전컨퍼런스 자리에서 간호계획에 대해 알려주어야 한다. 본질적으로 사전컨퍼런스는 교수자가 실습을 위해 학생들을 준비시키고, 학생들의 업무를 검토하고, 모든 부분에 있어서 좌절감을 주지 않기 위해 실습일의 일정을 조직하기 위한 목적으로 시행된다. 사전컨퍼런스의 시나리오에 대한 예가 예시 13.1에 나와 있다.

예시 13.1

사전컨퍼런스 시나리오

오리엔테이션 당일, 임상강사인 Jason은 학생들에게 정확히 각 실습일 아침 6시 30분에 사전컨퍼런스가 열릴 것이라고 공지하였다. 사전컨퍼런스는 학생들에게 세 가지 실습목표를 전달하고, 학생들에게 환자를 배정하기 위한 목적으로 시행되었다. 한 사전컨퍼런스에서 Jason은 실습일에 달성해야 할 다음과 같은 실습목표를 공유하였다: (a) 환자 사정을 완수할 것, (b) 사정 결과를 기록할 것, (c) 각 환자의 투약 목록을 이해할 것. 학생들은 교수자로부터 구두와 서면으로 된 자료를 통해 학습목표를 전달받았다. 그리고 학생 중 한 명인 Nancy는 550호에 입원한 낭포성섬유증 환자를 배정받았다. 교수자는 Nancy를 비롯한 모든 학생들에게 남은 사전컨퍼런스 시간 동안 의학적 진단과 치료 및 간호에 대해 학습하도록 지도하였다. 학생들은 사전컨퍼런스에서의 학습을 위해 교과서나 프로그램이 설치된 태블릿을 준비하도록 안내받았다.

어떤 교육프로그램에서는 임상교수자가 실습 전에 학생이 환자를 배정받을 수 있도록 배정환자를 선택하거나 검토하기 위해 실습지를 미리 방문해야 한다. 만약 그렇다면, 사전컨퍼런스 시나리오는 이전과 다르게 구성되어야 한다. 사전컨퍼런스 시간은 학생이 환자의 진단과 과거력, 간호계획, 간호목표의 우선순위에 대해 적절히 준비되었는지에 대해 평가하는 시간이다. 또한 사전컨퍼런스는 교육 기회로도 활용될 수 있다. 간호교육자는 salicylate와 같은 특정 종류의 약물들에 대해 강조하고, 학생들에게 약물 상호작용과 부작용에 대해 토의하는 시간을 가질 수도 있다. 또한 학생들의 의사소통 기술도 관찰되고 평가될 것이다. 교수자는 학생들에게 사전컨퍼런스 시간이 각자 배정받은 환자의 진단, 치료 및 간호계획, 간호목표 등에 대해 이야기하는 것으로 시작될 것임을 알려주어야 한다.

학생이 실습 전에 환자를 배정받게 되면, 기대치가 조금 달라진다. 학생들은 실습을 준비하기 위한 자료와 시간을 더 많이 가질 수 있기 때문에, 사전 · 사후컨퍼런스에 대한 기대가 더 높게 나타난다. 따라서 간호할 환자를 배정하는 것은 사전컨퍼런스에서 중요한 요소이다. 그러나 실습 동안 임상강사는 이러한 사전컨퍼런스를 학생들의 실습에 대한 준비 정도와 간호과정에 대한 지식을 평가할 수 있는 기회로도 사용해야 한다.

Fast Facts: 핵심내용 요약

- 임상간호수행은 환자 배정의 시기에 따라 결정된다.
- 임상강사에게 사전컨퍼런스는 교수학습 전략으로 사용될 수 있다.
- 사전컨퍼런스를 통해 학생의 준비 정도와 배정된 환자에 대한 사정 정도를 평가할 수 있다.

14

사후컨퍼런스

사후컨퍼런스(postconference)는 실습일의 마지막에 시행된다. 학생들은 사후컨퍼런스에서 그들의 환자에 대해 설명할 수 있어야 한다. 이러한 시간은 강사가 실습일 동안 일어났던 일들에 대해 대처하도록 할 수 있다.

이 장에서 배울 내용은 다음과 같다.

- 사후컨퍼런스의 목적
- 실습 과목의 전반적인 학습목표와 환자간호 분석의 중요성

사후컨퍼런스란 무엇인가?

사전컨퍼런스와 사후컨퍼런스는 유사하다. 두 가지 모두 강사와 학생이 만나서 실습에 대한 사항들과 실습목표를 논의하는 자리이다. 또한, 사후컨퍼런스는 학생들에게 하루 동안 있었던 일들에 대해 '디브리핑' 하기 좋은 자리이다. 디브리핑은 동료들과의 대화를 통해 정보를 공유하는 자리로 정의된다(Hanna & Romana, 2007). 두 가지 유형의 컨퍼런스를 차별화하기 위해 대부분의 임상강사들은 사전컨퍼런스를 강사 위주로 진행하고, 사후컨퍼런스는 학생 위주로 진행하고 있다. 학생들이 환자간호에 대해서 이해하고 있는지 확인하고, 기록과 환자 사정을 통해서 학생들이 새롭게 알게 된 사실이 무엇인지 질문하기 위해서는 실습일정의 후반부가 더 좋은 기회이기 때문이다.

교육 기회

임상강사는 사후컨퍼런스를 교수학습의 기회로 활용할 수 있다. 예를 들어, 임상강사는 사후컨퍼런스에서 질환군의 검사 결과들을 리뷰할 수 있다. 또한 사후컨퍼런스는 이론과 실무 현장의 요소들을 연결시키기 위해 활용될 수 있다. 예를 들어, 이론 강의의 주제가 폐쇄성 폐질환이었다면, 사후컨퍼런스 동안에 교수자는 이러한 종류의 질환에 관련된 검사 수치들을 상세하게 알려줄 수 있다. 또한 사후컨퍼런스에서는 호흡성 산증을 주제로 동맥혈 가스검사에 대한 역할 수행을 학습할 수 있다. 대부분의 사후컨퍼런스에서는 간호과정 중의 학습 기회, 기본 개념, 환자 교육의 원칙에 초점을 맞춘다. 예를 들어, 임상강사는 학생들에게 환자와 보호자를 위한 자료로 인터넷 자료를 검토하게 한다. 강조가 필요한 간호과정에 대해 '미니 퀴즈'를 시행하는 임상강사도 있다. 대부분의 임상강사들은 학생들을 위한 학습 활동을 많이 기획한다. 그중 하나가 학생의 발표이다.

학생 발표

학생들에게 실습목표에 맞는 간호 주제로 10분간 발표하도록 과제를 줄 수 있다. 이러한 학생 발표는 의사소통 과제로서도 평가될 수 있다. 또한 문헌고찰, 근거기반실무, 글쓰기 등과 연관 지어 과제를 내줄 수도 있다. 학생의 수준에 따라 임상강사는 교과목의 목표와 관련된 연구 문헌을 고찰하거나, 학생들이 특정 주제에 대해 최신의 근거기반실무를 검토하도록 할 수 있다. 학생들은 사후컨퍼런스에서 조사하고 발견한 결과에 대해 발표한다.

또한 학생들이 사후컨퍼런스에서 간호사 면허시험의 청사진에 대해 검토하도록 지도할 수 있다. 이 때, 학생들은 그들의 주제가 면허시험의 주요 영역과 세부 영역에 적합한지를 검토할 수 있다. 학생들이 NCSBN 홈페이지(www.ncsbn.org)에 자주 들어가서 면허를 획득하기 위한 계획을 작성해 보도록 하는 것도 좋은 방법이다. 미국 간호사 면허시험 청사진에 대한 정보는 홈페이지(www.ncsbn.org/RN_Test_Plan_2016_Final.pdf)에서 얻을 수 있다.

또한 임상강사는 이러한 계획을 글쓰기 활동으로 활용할 수 있다. 학생들에게 특정 주제에 대해 2~3개의 시험 문제를 출제하게 한다. 예를 들어, 사후컨퍼런스의 주제가 사전동의서에 대한 쟁점이라고 한다면, 학생들이 사전동의서에 대해 시험 문제를 만들어 보도록 지도할 수 있다. 사전컨퍼런스와 같이, 사후컨퍼런스도 1시간가량 소요된다. 시간적인 제약 때문에 임상강사는 사후컨퍼런스를 잘 조직해야 하며, 시작부터 과제를 할당해 주어야 한다. 학생들에게 각 과제의 제출 기한을 알려주는 것도 좋은 방법이다.

컨퍼런스의 한계점에 대한 이해

너무 많은 교수학습 활동을 포함시켜서 컨퍼런스 시간을 압박하지 않아야 한다. 항상 학생들에게 솔직하고 그들의 심리사회적 웰빙에 신경 써야 한다. 실습 내내 계속적으로 평가를 받고난 후에 학생들은 신체적 · 정신적으로 지쳐 있을 것이다. 그들의 한계를 인지해야 한다. 이 중요한 조언은 사후컨퍼런스에 대한 당신 자신의 기대 때문에 실망하는 일이 없도록 도와줄 것이다.

학생의 경험 공유하기

컨퍼런스에 대해 한 가지 주의할 점이 있다. 임상강사가 종종 사전 · 사후컨퍼런스를 평가의 기회로 활용하더라도, 모든 컨퍼런스를 평가 시간으로 간주해서는 안 된다. 효과적인 임상강사는 평가자 역할이 없는 컨퍼런스도 시행한다. 이러한 컨퍼런스는 학생이 수행 평가에 대한 스트레스 없이, 또는 그들의 행동이나 말이 평가에 기록될 것이라는 사실을 인지하지 않은 상태로, 경험을 공유하거나 그룹으로 상호작용하게 한다. 구체적으로 평가를 해야 할 때는 학생들에게 공지해야 한다. 학생들이 경험을 자유롭게 공유하도록 허용한다. 일단 그렇게 한다면, 컨퍼런스는 자연스럽게 진행되고 당신의 기대에도 만족스러울 것이다. 필요하다면 사후컨퍼런스의 첫 10분에 학생들의 불안 정도를 확인하거나 특정 간호술기에 대한 반응을 측정한다. "오늘 약물을 투약해 본 학생들은 그 경험에 대한 생각과 느낌이 어땠나요?"와 같이 개방형 질문으로 시작하는 것이 좋다.

많은 교수학습 기회가 있기 때문에 임상강사들은 한 번에 너무 많은 활동을 하려고 노력하지 않아도 된다. 사후컨퍼런스는 학생이 환자간호에 대한 문제 또는 그들의 수행에 대한 염려와 의견을 표현하는 생산적인 시간임을 기억한다. 학생들의 걱정에 대처하고 일어날 수 있었던 사건에 대한 질문에 대처하는 것은 하나의 디브리핑이 될 수 있다.

시나리오 예시

예시 14.1은 사후컨퍼런스에서 시행된 논의의 좋은 예를 보여주고 있다. 시나리오에서 알 수 있듯이, 학생의 사정 결과와 담당간호사의 행동이 주요 논의의 대상이 될 수 있다.

예시 14.1

사후컨퍼런스 토론 주제

준중환자실(Progressive care unit)에 배치된 간호대학생이 개심술 후 폐렴 합병증을 진단받고 회복 중인 여자 환자를 간호하고 있었다. 환자는 기관절개관을 가지고 있어서 말을 할 수 없었으며, 산소는 투여되지 않고 있었다. 그날은 학생이 그 환자를 배정받은 지 이틀 째 되는 날이었다. 전날의 환자상태에 대해서 알고 있었기 때문에, 학생은 정오에 활력징후를 측정하러 갔다가 환자의 의식수준이 떨어지고 발한이 있음을 관찰하였다. 임상강사는 학생이 자신이 발견한 것을 담당간호사에게 보고하는 것을 관찰하였다. 즉시 혈당검사가 시행되어 환자가 급격하게 저혈당증에 빠졌음이 드러났고, 담당간호사는 이를 주치의에게 알렸다.

이 시나리오에서는 학생이 환자의 주요 상태를 구두로 표현하고 환자간호 시 일어난 사건들에 대해 그룹 구성원과 공유하였다. 이 임상실습조의 학생들은 환자의 식단이 저혈당증의 유발과 관련이 있는지에 대해 많은 의문점들을 가지고 있었다.

시나리오로부터 배울 수 있는 교훈

이 예시는 이 학생에 대한 좋은 관찰 포인트를 제공한다. 학생은 그룹 구성원들과 이벤트에 대해서 효과적으로 이야기하고 경험을 공유할 수 있었다. 디브리핑은 학생들이 서로에게 질문을 하면서 진행되었다. 시나리오에서 학생은 그룹 안에서 생각과 의견을 공유하는 자리였기 때문에 질문에 편안하게 대처할 수 있었다. 더욱 중요한 점은, 임상강사가 학생이 환자상태에 대해서 면밀히 사정하는 것뿐만 아니라 비판적 사고를 통한 행위를 시행하고(활력징후를 다시 측정하는 것), 적절하게 대처(담당간호사에게 알림)하는 것을 관찰하였다는 것이다. 학생은 당일에 전문직 간 의사소통부터 우선순위 설정까지 간호과정을 안전하고 능숙하게 적용하기 위한 여러 실습목표를 달성하였다.

임상강사는 실습 동안 활동을 중지시키고, 교육을 진행해야 할 시점을 찾는 것이 어렵다는 것을 깨달을 것이다. 하루는 너무 빨리 지나가고, 특정 간호중재에 대해서 강조하거나 공유하기 위한 시간도 없이 다수의 중요한 사건들이 지나가 버린다. 이것을 할 수 있는 시간은 사후컨퍼런스 시간밖에 없다. 강조하고 싶은 것, 가르쳐 주어야 할 것, 디브리핑이 필요한 사건이 있다면 사후컨퍼런스에서 경험에 대해 공유하고 논의할 수 있을 것이다.

Fast Facts: 핵심내용 요약

- 사후컨퍼런스 시간은 강사에 의해 진행되지 않아야 한다. 이 시간은 그날의 실습에 대해 디브리핑하는 시간이다.
- '평가'가 없는 사후컨퍼런스 시간을 갖는다.
- 사후컨퍼런스를 교수학습 기회로 사용할 수 있다.

Reference

Hanna, D. R., & Romana, M. (2007). Debriefing after a crisis. *Nursing Management, 28*(8), 38–42, 44–45, 47.

15

예상치 못한 사건과 결석

다수의 간호사들이 말하는 것처럼, 의료 현장은 기대하지 않았거나 예상하지 못한 순간들로 가득하다. 사실 간호과정 그 자체 말고도, 건강과 질병에서 '일상적'이라는 것은 존재하지 않는다. 매일 컨디션이 같은 환자를 기대하는 학생들에게 이것을 알려주어야 한다. 각 임상실습은 역량을 달성하기 위한 특정 시간과 일수에 따라 운영된다. 학생들은 정시에 도착하고 모든 실습시간에 참석해야 한다. 알람을 듣지 못하고 잠을 자거나, 환자가 별로 없어서 병동이 비거나, 환자의 컨디션이 갑자기 악화되거나, 환자가 외출 또는 퇴원하는 것 등 계획되지 않은 사건을 예측하는 것은 학생들에게 최상의 학습 경험을 제공하기 위해 중요한 요인이다.

이 장에서 배울 내용은 다음과 같다.

- 학생의 임상과제에 대한 변화를 미리 예측하고 계획하는 것
- 예상하지 못한 사건이 일어났을 때 대체과제를 위한 '도구모음'을 개발하는 방법
- 결석과 지각이 실습목표 달성에 미치는 영향

과제 계획하기

실습 동안 학생에게 배정된 환자의 상태나 병동상태에 대해 예측하는 것은 불가능한 일처럼 보인다. 또한 요양시설과 데이케어센터, 학교 등에서 어떤 환자가 학생들과 상호작용을 잘 해 줄 수 있을지 예상하는 것도 어려운 일이다. 임상강사로서 어떻게 환자 배정을 계획하고 학생들이 교과목 학습목표를 달성하도록 할 수 있을까?

먼저 간호대학생의 실습과제를 개발해야 한다. 학생들이 경험할 수 있는 모든 잠재적인 실습지에 대해 생각해 본다. 몇 가지만 열거해 본다면, 학생들은 유치원, 노인시설, 모성 병동, 지역사회 등에서 실습할 수 있다. 따라서 실습과제의 개발에는 병원의 환자뿐만 아니라 학생들의 지식수준에 대한 인식과 간호실무에 대한 능숙함까지도 고려되어야 한다. 이것은 모든 임상강사들에게 가장 어려운 업무이다. 특히 처음 몇 주간의 실습 동안 각 학생들의 얼굴을 구별하고, '고성과자'와 '저성과자'를 평가하기 시작하는 시기에는 더욱 어려운 일이다. 다음은 임상강사가 모든 실습지에서 사용할 수 있는 지침에 대한 목록이다.

임상과제(Clinical assignment)를 위한 지침

- 실습목표가 열거된 **학생 평가 양식에 익숙해져야 한다.**
- 과제를 개발하기 위해 이 평가 양식을 **'로드맵'**으로 활용한다.
- 당신을 도와줄 수 있도록 **실습기관의 간호직원과 관계를 형성한다.**
- **간호직원의 단서와 제안을 받아들인다.** 그들이 주는 것은 매우 귀중하다. 예를 들어, 간호사가 당신에게 "저 환자는 학생에게 별로 좋지 않을 거에요."라고 말한다면, 그 조언에 주의를 기울여야 한다. 그들은 환자의 보호자가 예민해서 간호대학생이 환자를 간호하는 것을 받아들이기 힘들 것이라는 사실을 알고 있다. 그들은 또한 간호대학생이 간호하기에 너무 위험한 환자에 대해 알고 있다.
- **학생이 도착하기 몇 시간 전에 도착한다.** 일찍 도착하는 것은 학생을 배정하는 데 도움이 되며 직원들과 이야기하고 기록을 검토할 시간을 제공한다.
- **인계기록 또는 간호기록을 점검한다.** 특정 환자가 학생에게 고마워했는지, 그리고 그날 환자의 일정이 무엇이었는지 알아보아야 한다. 환자가 검사 때문에 병동을 하루 종일 비웠는가? 구두 의사소통을 실습목표로 했던 날에 환자가 너무 통증이 심해서 학생과 이야기하기 힘들었는가?
- **모든 환자 데이터를 적는 것을 지양한다.** 작은 정보들에 대해서 학생과 의사소통 하는 것은 당신의 업무가 아니다. 어떤 정보가 필수적이고 어디에 정보가 위치해 있는지에 대한 학생의 이해 정도가 학습 경험에 대한 부분, 즉 학생 평가에 중요한 부분이라고 할 수 있다. 부록 C에 학생에게 이메일을 통해 공유되거나 온라인 학습 환경(간호교육프로그램에 자주 사용되는)에 게시된 대략적인 데이터를 공유했으니 참고하기 바란다.

자세한 사항은 6장의 비밀유지와 환자 개인정보보호 부분에서 언급하였다. 환자의 비밀유지는 이메일로 의사소통 할 때도 지켜져야 한다. 이는 환자의 이름이 사용되어서는 안 됨을 의미한다.

- **각 학생의 강점과 약점을 인식한다.** 예를 들어 초기에 자신감이 낮은 학생은 하루 종일 학생에게 명령만 내리는 나이든 남자 노인을 상대하기 힘들 것이다. 어려운 환자를 잘 대하는 학생의 경우에는 높은 점수를 주거나 다른 학생보다 긍정적인 평가를 받을 수 있다.
- **융통성이 있어야 한다.** 구체적으로 잘 준비된 과제라도 환자의 일정에 맞지 않거나 환자가 학생을 거부할 경우 수포로 돌아갈 수 있다. 이런 상황에서는 유머 감각이 도움이 될 것이다.

임상강사가 실습일에 대한 과제를 준비했을 때 학생의 지각이나 결석과 같은 예기치 않은 사건들은 당일 일정에 영향을 줄 수 있다. 예를 들면, 학생이 병동에서 드레싱을 교환하기로 하였는데 해당 학생이 결석을 하였다면, 교수자는 최적의 실습 경험을 위해 과제를 다시 계획해야 한다. 또한 학생이 교통 상황이나 개인적인 사정 때문에 지각을 하는 경우도 있다. 잘 계획된 일정에 영향을 주는 때 아닌 사건에 직면한 교수자에게 보충 계획에 대한 논의는 구원의 손길이 될 것이다.

계획에 없던 사건들

실습지에서 많은 학습활동이 계획되었다고 하더라도 질병, 죽음, 다양한 인간의 경험이 존재하는 임상 현장에서는 "계획에 없던" 사건들이 일어날 수 있다. 학생의 과제를 계획할 때에는 '보충' 계획을 짜야 한다. 만약 상황상 학생이 당일의 목표를 달성하지 못할 경우, 대체할 수 있는 임상사례를 제공함으로써 실습을 보충할 수 있다. 예를 들어, 학생이 배정된 환자에 대해 심리사회적 사정을 시행하기로 되어 있었으나, 환자가 갑자기 사망하였다. 병동에는 실습을 진행할 만한 다른 환자가 없다고 한다. 이때가 학생에게 사례연구 과제를 주면서, 학생이 학습목표를 검토하고 사후컨퍼런스에서 발표하도록 할 수 있는 기회이다.

계획하지 못한 사건에 대한 또 다른 예시는 개인적인 사정이나 교통 상황 때문에 지각한 학생의 경우에 대한 것이다. 당신은 이러한 경우, 한 환자당 두 명의 학생을 배정할 수 있다. 이미 도착한 학생이 환자간호를 시작하고 늦게 도착한 다른 학생은 간호과정을 마무리하면 된다. 협동을 통해 학생들에게 서로를 돕는 것이 간호실무에서 중요한 일임을 교육할 수 있다. 종종 학생들은 위협적이지 않은 분위기에서 동료 학생들로부터 가장 많이 배우며, 이것은 모두에게도 이득이다.

임상현장에서의 기본 역량

학생들은 각 실습지에서 달성해야 할 역할과 책임을 할당받는다. 실습은 공공 의료기관이나 지역사회, 가정, 학교, 병원, 요양원 등 다양한 곳에서 이루어진다. 이러한 책임과 역할에는 간호실무를 위해 요구되는 환자 사정, 간호계획 및 실행, 급성기 간호중재, 지역사회 구성원에게 건강과 질병에 대해 교육하기 등이 포함된다. 학생들은 환자의 의학적 상태를 검토하고, 환자의 기록을 요약하고 건강상태와 질환에 대해 사정하고, 의사의 처방을 수행하고, 모든 분야와 의사소통하는 역량도 필요하다. 이것은 학생들이 실습에서 갖추어야 할 기본적인 역량들이다.

학생 개개인의 수행을 평가하기 위해 임상강사에게 정해진 실습 일수와 시간이 부여된다. 그렇다고 할지라도, 임상강사는 종종 실습 기간이 너무 짧다고 느낀다. 따라서 그나마 주어진 평가시간을 단축시키기 때문에 교수자는 학생의 지각이나 결석에 대해 인상을 찌푸릴 수밖에 없다. 교수자는 이러한 행동에 대한 규정을 강화해야 한다.

지각이 실습목표에 미치는 영향

임상강사와 교과목 코디네이터는 실습 첫날부터 학생들이 결석이나 지각하지 않는지 모니터링해야 한다. 학생들은 교통사고나 교통 상황 등 수많은 이유로 지각할 수 있다. 그러나 학생은 계속되는 지각에 대해 이러한 이유들로 변명할 수는 없다. 만약 학생이 매주 화요일 아침마다 지각한다면, 문제에 대한 책임은 학생에게 있으며, 이에 따라 평가되어야 한다.

교수자는 학생이 지각할 때마다 가능한 한 일찍 알려주어야 한다. 학생이 도착하자마자 학생이 임상강사에게 왜 늦었는지에 대한 이유를 설명하도록 한다. 임상강사는 보통 늦게 도착한 학생에게 다른 학생과 함께 환자를 간호하도록 배정하거나 간호사를 따라다니면서(간호사의 허락하에) 학습하도록 배정한다. 이러한 조치들은 실습지에 따라 다른데, 학생의 책임과 의무가 실습지마다 다르기 때문이다. 만약 학생이 계속 늦는다면, 실습목표를 달성하지 못할 것이다.

결석이 실습목표에 미치는 영향

간호교육프로그램은 결석에 대한 엄격한 규정을 가지고 있다. 임상강사는 교과목 코디네이터에게 학생의 결석에 대해 보고해야 하고, 습관적으로 규정을 어기는 학생에 대해 도움을 구해야 한다. 대부분의 간호교육프로그램은 실습에 결석할 경우 학생이 해야 하는 사항에 대해 명확하게 규정해 놓은 체계와 절차를 가지고 있다. 대부분의 결석에는 의료기관에서 발급받은 진단서와 같이 근거자료가 요구된다.

종종 임상강사가 화를 낼까 봐 두렵거나 결석과 관련된 규정이나 절차를 제대로 알지 못하기 때문에 몸이 아픈 경우에도 실습에 참석하는 학생들이 있다. 그러나 그들의 몸 상태가 매우 좋지 않은 경우, 당신은 그들을 잘 살펴서 집으로 돌려보내야 한다. 또한 실습 중간에 점점 몸이 안 좋아지는 학생이 있을 수도 있다. 저자는 실습 중에 실신하거나 점점 아파지는 학생들을 많이 보아왔다. 실습지에서 이러한 일이 일어난다면 학생들을 응급실에 보내고, 임상강사는 학생이 가족에게 연락할 수 있도록 조치를 취해야 한다. 보통 이러한 절차들은 교과목 코디네이터에게도 보고된다. 교과목 코디네이터는 간호교육 관리자 또는 학교 관리자를 만나 상황을 보고할 것이다. 이러한 상황에서는 타당한 판단과 학생의 안전이 최우선으로 여겨져야 한다.

규정 및 구체적인 절차들은 실습 첫날 도착하기 전에 이미 학생들과 논의되어야 한다. 학생은 교수자에게 실습 전날 밤까지 몸 상태에 대해 알려야 할 책임이 있다. 이러한 상황에 대비하여, 임상강사들은 보통 실습 중에 사용할 목적으로 학생들에게 연락처를 알려준다. 그러나 알려준 연락처는 실습 동안 관련된 연락을 하는 용도로만 사용되어야 함을 알려주어야 한다.

지속적인 또는 예상치 못한 결석에 대해 학생과 상황에 대해 의논하고 해당 학생에 대한 조치를 정하는 것이 교수자가 일반적으로 따라야 할 절차이다. 대부분의 대학에서는 이러한 상황을 사례별로 다루고 있다. 각 사례들은 지정된 교수에 의해 검토될 것이다. 임상강사는 이 문제에 대한 결정을 내리는 데 결코 혼자가 아니다.

Fast Facts: 핵심내용 요약

- 학생에게 배정할 임상과제를 미리 준비하는 것은 유익한 경우가 많다.
- 완벽한 계획에도 불구하고 계획되지 않은 사건들이 발생한다.
- 융통성과 직원들과의 긍정적인 관계 형성은 학생의 임상과제를 배정하는 데 도움이 된다.
- 간호교육프로그램은 결석이나 지각에 대한 엄격한 규정을 가지고 있다.

16

대체과제

모든 학년의 학생들은 실습지 '외부'의 과제를 통해 도움을 받을 수 있다. 배정된 실습지 외에서의 보충학습은 실습지에서의 교육적 가치를 더욱 강화하는 역할을 한다. 이러한 보충학습은 지역사회, 소아과, 산과, 정신과, 내 · 외과 병동에서 시행될 수 있다. 15장에서 언급한 것처럼 실습지에서 어쩔 수 없이 일어나는 '계획하지 않은 사건들'에 대한 계획을 가지고 있는 것이 도움이 된다. 이 장에서는 특정 실습지에서의 대체과제에 대한 예시를 제공한다. 이러한 대체과제가 모두에게, 특히 학생들에게 도움이 될 수 있도록 조정하는 방법과 조언도 함께 설명할 것이다.

이 장에서 배울 내용은 다음과 같다.

- 학생들에게 제공되는 대체과제의 가치
- 교수자가 즉시 사용할 수 있는 다양한 실습지에서의 대체과제 예시
- 결석했거나 오랫동안 실습에 참석하지 못한 학생들을 위해 사용할 수 있는 대체과제

결석과 관련된 대체과제

경미한 질환일 경우, 보충학습은 매 교과목마다 제공되어야 한다. 그러나 정규 임상강사 또는 다른 강사와 추후에 실습을 보충할 수 있도록 허용하는 간호교육프로그램도 있다. 이때 학생들은 보충학습을 위해 추가로 돈을 지불해야 한다(정해진 학비 규정에 따라). 다른 프로그램들에서는 학생에게 대체과제를 내주는 것을 선호한다. 이러한 과제의 예로는 연구 논문에 대한 비평, 문헌고찰 발표 또는 워크북의 사례연구 완성하기 등이 있다. 이러

한 과제들은 결석한 주 내에 제출되어야 한다. 대체과제로 인정될 만한 작업들에 대해 교과목 코디네이터와 함께 결정하는 것이 현명하다.

대부분의 대학에서는 시뮬레이션을 위한 실습실을 보유하고 있을 경우, 대체과제로 시뮬레이션 학습을 진행한다. 한 대학에서는 병원에 실습 나온 학교가 너무 많아서 소아과 실습 일주일 전에 실습지가 취소되었다. 시뮬레이션 코디네이터와 관계 직원, 교과목 코디네이터는 시뮬레이션 학습과 아동간호 시나리오를 사용하여 실습의 일부분을 대체할 수 있었다. 시뮬레이션을 통해 또 다른 가치 있는 과제들을 얻을 수 있다. 21장에서 실습교육에서의 시뮬레이션의 역할에 대해 더 자세하게 논의하였다.

임상강사는 강의계획서에 대체과제를 정의하고, 예시를 제시해서 대체과제가 달성해야 할 실습목표와 어떤 관련성이 있는지 학생에게 알려주어야 한다. 만약 대체과제를 만들어야 할 필요가 있다면, 학생들이 임상실습과 관련되거나 학생들이 현재 등록한 간호이론 교과목과 관련된 과제들을 완수하도록 하는 것이 현명하다. 예시 16.1과 16.2에 학생들에게 적용할 수 있는 대체과제의 예를 제시하였다.

학습목표 달성하기

모든 간호교육과정(전문학사, 학사)에서 실습의 "가이드" 역할을 하는 것은 평가도구에 의해 구체화된 실습목표이다. 어떤 대학에서는 여러 실습지, 예를 들어 산과, 소아과, 정신과 등에서 동시에 적용할 수 있는 포괄적인 목표를 사용하기도 한다. 다른 학교에서는 각 실습지마다 다른 목표를 가지고 있다. 평가도구가 무엇이든 교수자는 학생들이 이 실

예시 16.1

결석자를 위한 대체과제의 예: 보고서

1. 교수자는 내 · 외과 병동 간호와 관련된 문헌고찰 과제를 준다. 과제는 문헌고찰을 위해 지정된 내용과 형식에 따라 평가된다.
   - 문헌고찰에는 표지와 참고문헌 페이지가 포함되어야 한다. 전체 페이지는 6장 이상이며, 여백과 형식은 최신 버전의 미국심리학회(APA) 출판 가이드라인에 따라 작성되어야 한다.
   - 제출 기한: 결석 후 10일 이내에 제출한다.
2. 교수자는 결석 다음 주 화요일까지 3개의 사례연구를 과제로 준다.

예시 16.2

결석자를 위한 대체과제의 예: 구두발표

윤리적-법적 과제 발표에 대한 지침

1. 소아과 또는 내 · 외과 병동의 간호부서와 관련하여 토의 가능한 법적 · 윤리적 문제를 선택한다.
2. 문헌을 고찰하고 5분간 다음에 제시한 기준에 따라 발표한다(서면으로 작성된 개요가 그룹원에게 공유되어야 함).
   - 최근 논의에 초점을 맞춤
   - 문제에 대한 최근 소식을 중점적으로 발표함
   - 연구문제를 정하고 연구 질문을 설정함
   - 경험으로부터 사례연구를 발표함
   - 문헌을 요약하여 발표함
3. 해당 주제에 대해 5분 토의를 진행한다.
4. 가산점: 발표에 창의성을 발휘하는 경우

습목표를 달성할 수 있도록 계획해야 한다. 이것은 종종 어려운 일이다. 당신이 실습지에서 10명 이상의 학생들을 지도하고, 각각에게 실습목표를 달성할 동등한 기회가 주어져야 한다는 사실을 기억해야 한다. 이러한 이유 때문에 '특수 부서에 대한 대체과제'를 개발하는 것이 좋다. 이것은 학생이 결석하거나 실습지가 없어졌을 때 사용하는 대체과제와는 달리, 실습이 복잡하게 운영되고 담당학생 수가 많기 때문에 사용된다.

대체 실습지에서의 대체과제

대체과제는 다양한 목적으로 활용된다. 대체과제는 학생이 다양한 직원들을 만날 수 있는 실습지에서 실습목표를 달성하고 지식을 획득하기 위한 기회를 제공한다. 대체과제의 또 다른 목적은 주어진 시간 동안 더 많은 학생들을 감독하고 평가할 수 있도록 하는 것이다. 예를 들어, 교수자는 소아과 병동에서 10명의 학생들을 감독해야 한다. 학생들 중 몇몇은 투약을 해야 하고, 모든 학생이 배정된 환자에게 통합적인 간호를 제공해야 한다. 이것은 어떤 교수자에게도 만만치 않은 상황이다. 만약 두세 가지 대체과제를 개발해서 실습목표 달성에 이용한다면 교수자는 10명의 학생 대신 7명의 학생들만 감독하면 된다.

적절한 과제 할당

대체과제에 대한 중요한 주의점은 대체과제가 학생들의 실습목표 달성을 촉진해야 하며, 교과목 코디네이터가 대체과제에 대해 안전하고 유익하다고 동의해야 한다는 것이다. 대체과제들이 어떻게 남용되고 부적절하게 사용될 수 있는지에 대해 예시 16.3에 제시하였다.

표 16.1에서는 다양한 실습지에서 학생들에게 적용될 수 있는 대체과제들에 대해 기술하였다. 각 교수자들은 이러한 방법들을 대학의 상황에 맞게 수정하여 사용해야 한다.

임상실습지 과제

임상실습지 과제들은 당신이 사용할 수 있는 창의적이고 가치 있는 대체과제의 일부이다. 당신은 학생들에게 각 대체과제에 대한 지침을 명확하게 전달해야 한다. 예를 들어, 소아과 전문간호사와 실습시간을 보낸 학생에게는 그날의 목표와 제시한 내용에 대해 서면과제를 작성하도록 한다.

예시 16.3

부적절한 대체과제

신입 임상강사인 Megan은 4일의 정신과 실습기간 동안 9명의 학생을 담당하고 있었다. 오리엔테이션에서 임상강사는 교과목 코디네이터와 실습목표에 대해 의사소통하였다. 대학은 오랫동안 해당 실습지에서 실습을 진행했었고 학교 측과 실습지의 간호사 간에는 좋은 관계가 형성된 상태였다.

Megan은 한 실습지에서 감독하기에 9명의 학생이 너무 많다고 독단적으로 판단하였다. 교과목 코디네이터와의 상의 없이 그녀는 기관의 응급실에 3일 동안 학생 2명을, 마지막 날에는 3명을 보낼 수 있는지 문의하였다. Megan의 방법에 따르면 모든 학생이 같은 실습 기회를 가질 수 있었다.

학생들은 이 실습 내용에 대해 코디네이터에게 보고하였다. 학생은 정신과에서의 실습목표를 달성할 기회가 충분하지 않을 것을 염려하였다. 실습 기간이 4일밖에 되지 않았기 때문에 그들의 염려는 당연한 것이었다. 학생들은 응급실에서의 실습이 유익하였지만 원래의 학습목표를 달성할 수 없다는 사실을 알고 있었다.

교과목 코디네이터는 Megan을 불러 교과목과 실습목표를 검토하게 하였다. 또한 교과목 코디네이터는 임상강사에게 교육과정에 명시된 것처럼 모든 학생을 정신과 병동에 있도록 하라고 재차 강조하였다. Megan은 짧은 정신과 실습동안 왜 학생들을 응급실에 대체 배정했는지에 대해 질문을 받았다. 그녀는 학생들이 급성 정신과적 위기로 응급실에 입원하는 환자들을 볼 수 있는 기회가 있기 때문이라고 대답하였다. 비록 그런 일이 발생할 수는 있었지만 가능성은 희박하였다. Megan은 이제 대체과제를 고안할 때 교과목 코디네이터의 승인을 받아야 한다는 사실을 인지하고 있다.

표 16.1

사용 가능한 대체과제들

실습지	대체과제
• 급성기 소아과 병동	• 전문간호사와 함께 시간 보내기
• 산과 병원	• 독립형 출산 센터 방문
• 급성 정신과 병동	• 정신보건센터의 외래 커뮤니티 방문
• 내 · 외과 병동	• 중환자실 실습
• 지역사회	• 이주 노동자 농장에서의 실습

피드백의 중요성

학생이 주어진 시간 동안에 앞서 언급한 실습목표를 달성하였는지에 대한 서면기록이 필요할 수도 있다. 학생의 수행에 대해 전문간호사로부터 피드백을 받는 것도 도움이 된다. 예시 16.4에 대체과제에 대한 지도의 예시를 제시하였다.

이같은 피드백은 매우 중요하다. 피드백 자료는 11장에서 언급했던 조기 경고 신호일 수 있다. 무엇이 학생의 학습능력에 방해가 되는가? 동기 부족 때문인가? 아니면 수면부족 때문인가? 무엇인가 잘못되어가고 있고, 지금이 바로 문제에 직면해서 교정해야 할 기회이다.

예시 16.4

대체과제에 대한 지도의 예: 전문간호사의 피드백

소아과 전문간호사와 하루 동안 실습하는 동안 학생은 다음에 제시된 평가도구의 목표 1, 2, 3을 달성하기 위해 노력해야 한다.

1. 소아과 환자와 관계를 형성하고 책임을 다하는 간호사의 역할 관찰
2. 전문간호사법과 전문간호사의 역할에 친숙해지기
3. 실습 동안 각 소아과 환자에 대한 간호과정 평가

부정적인 피드백의 예시는 다음과 같다.

"학생은 구석에 서서 논문만 보고 있었다."

"학생을 간호에 참여시켜 주려고 노력하였고, 종종 환자 사정 시 다른 점에 대해 알려주었으나, 학생은 보기만 하고 거의 말도 하지 않고 구석 자리로 돌아가 버렸다."

학생이 대체과제를 '쉬는 날'로 생각하지 않는 것이 중요하다. 학생들에게 대체 실습일에 대한 목표와 과제를 전달하면서 이 내용을 포함해야 한다. 학생들에게 대체 실습지의 간호사들에게 이미 공지하였고 피드백을 받을 것임을 알려야 한다.

실습지 준비하기

임상강사로서 대체 실습지를 탐색하고, 학생을 배정하기 전에 먼저 경험해 보는 것이 중요하다. 실습지의 간호사들이 학생들을 교육하고 하루 동안 학생들이 따라다니면(shadowing)서 학습할 수 있도록 도와 줄 의사가 있는지 확인해야 한다. 학생들에게 할당된 과제의 세부적인 사항에 대해서 직원과 관리자에게 명확하게 전달해야 한다. 예를 들어, 학생이 소아과 전문간호사와 하루 동안 실습을 한다면, 학생은 실습지에서 환자를 사정하거나 기록하거나 술기를 수행하지 않는다는 것을 명확히 해야 한다. 학생은 해당 실습지에서 일어난 일에 대해서 어떠한 법적 책임도 지지 않을 것이다. 해당 실습에서는 관찰만 하도록 강조하고 학생들에게 실습 당일의 책임에 대한 기준을 명확히 해야 한다.

학생 개개인을 고려하기

이 책의 각 장에 학생 교육에 사용될 수 있는 규정과 지침이 수록되어 있지만, 각 학생의 임상 경험은 개별적으로 다루어져야 한다. 예를 들어, 학생이 실습지에서 힘든 시간을 보내고 있다고 가정해 보자. 해당 학생은 투약 오류를 저지르거나 중요한 환자 사정을 누락할 수 있다. 이러한 환경에서 학생에게 대체과제를 부여하는 것이 적절한지에 대해서는 숙고할 필요가 있다. 대체과제를 수행하는 동안 당신은 학생을 관찰할 수 없을 것이고, 학생은 실습목표를 달성하기 위해 더 많은 시간이 필요할 수 있다. 만일 이것이 사실이라면, 이 학생은 대체 실습지에 보내서는 안 된다. 왜 이런 일이 일어나게 되었는지 학생에게 알려주어야 한다. 학생의 수행 정도를 좀 더 집중적으로 관찰해서 실습목표를 달성할 수 있는 기회를 줄 필요가 있다는 사실을 설명해야 한다. 교과목 코디네이터에게 이 사실을 알리는 것은 학생의 불만에 대처하는 현명한 방법이 될 것이다.

또한 이러한 결정이 '왜' 그리고 '어떻게' 도출되었는지에 대해 기록해놓을 필요가 있다. 다수의 간호교육프로그램들은 회의양식과 언제, 그리고 어떻게 그것을 사용하는지에 대한 규정을 가지고 있다. 낙제할 위험이 있는 학생의 수행을 기록하는 것에 대해서 교과목 코디네이터들에게 구체적인 사항을 설명해야 한다.

Fast Facts: 핵심내용 요약

- 많은 실용적인 목적으로 대체과제가 주어진다.
- 대체과제는 유익하고 승인된 것이어야 한다.
- 학생으로부터의 서면, 구두 피드백을 통해 각 대체과제에 대해 구체적인 실습목표가 설정되어야 한다.

17

안전하지 않은 실무

간호전문직으로서 돌봄의 기준에서는 안전하고 숙련된 실무가 중요하다. 따라서 대부분의 교육프로그램에서는 안전한 실무와 안전하지 않은 실무에 대한 규정들을 정의하고 있다. 안전하지 않은 실무는 용납되지 않는다.

이 장에서 배울 내용은 다음과 같다.

- 안전하지 않은 실무 사건에 대한 세부적인 예시
- 유사한 사건에 직면한 교수자에게 요구되는 것들

안전한 실무

간호교육프로그램은 숙련되고 안전한 돌봄제공자를 양성해야 할 도덕적·윤리적 책임이 있다. 안전한 환자간호 제공은 의료기관의 중요한 원칙이다. 미국간호사협회(American Nurses Association, ANA)는 이러한 의무에 대해 명시하고 있다. 간호교육프로그램에서 안전한 실무는 간호과정에 대한 지식의 습득과 환자 사정, 투약 등에 있어서 안전한 간호술기의 적용 등으로 설명된다. 안전한 실무는 미국간호사협회의 윤리강령(ANA, 2015)을 준수하는 행동과 관련된다. 모든 간호사와 간호대학생들은 환자에게 안전한 간호를 제공할 책임이 있다. 그러나 임상강사는 간호교육프로그램에서 잘 정의되지 않는 '안전한 실무와 안전하지 않은 실무'에 대한 개념을 인지하고 있어야 한다. 임상강사는 학생용 지침서에서 이에 대한 정의를 찾거나 교과목 코디네이터에게 도움을 받는 것이 좋다.

미국간호사협회의 윤리강령

미국간호사협회의 윤리강령(2015)은 "모든 간호사가 의료와 안전이 불완전하고 비윤리적이고 불법적인 실무에 의해 위협받을 경우, 대상자와 지역사회의 안전을 지키는 역할을 해야 한다."고 규정하고 있다. 학생과 교수자 모두에게 이러한 윤리적 책임이 부여된다. 임상강사는 간호사이자 교수자로서 이러한 의무를 준수해야 한다. 학생은 실습을 시작하기 전에 규정과 기준을 숙지하고 있어야 하며, 이것이 간호교육프로그램에서 교과목의 제일 첫 시간에 학생용 지침서가 중요하게 다루어지는 이유이다. 학생용 지침서에서는 정책과 안전한 실무의 요소들이 논의되며, 학생들이 할 수 있는 것과 해서는 안 되는 것이 구별되고 강조되어야 한다. 다수의 대학에서는 교과과정 시작 시 지침서에 있는 내용을 읽고 정책에 대해 숙지하고 있다는 내용에 대한 동의서를 작성하고 있다.

무엇이 안전하지 않은 실무 사건인가?

예시 17.1은 Mary Pat 학생과 임상강사가 개입된 안전하지 않은 실무 사건에 대한 예시를 설명하고 있다. 이 사건으로 인해 직접적인 '해'가 일어나지 않았으며, '투약 오류'로 분류되지 않았기 때문에 누군가는 이것이 안전하지 않은 실무 사건으로 분류된다는 것 자체가 놀라울 것이다. 그러나 이 예시에서 학생은 규정을 어겼을 뿐만 아니라 환자를 사정한 후 간호중재를 시행하는 간호과정을 따르지도 않았다. 임상강사는 다음날 학생을 만나서 학생에게 그날의 사건보고서를 읽도록 하였다. 학생은 자신의 행동이 안전하지 않은 행동이었으며, 간호과정을 적절히 수행하지도 않았다는 사실을 이해하였다. 학생은 보고서의 맨 아래에 서명함으로써 그녀가 이해했음을 인정하였다.

안전한 실무 평가하기

간호교육의 일차적인 목표는 그들의 행동에 책임을 질 수 있는 안전하고 숙련된 간호사를 양성하는 것이기 때문에, 임상교육자들은 학생들이 안전하게 실무를 수행하고 있는지 평가할 법적 · 윤리적 · 전문적 책임을 가진다(Smith, McKoy, & Richardson, 2001). 어떤 경우에는 해당 프로그램의 지침이 불분명하기 때문에 임상교육자들이 위험한 실무에 대한 규정을 시행하는 것을 꺼려하는 경우가 있다. 단순히 그들은 규정을 시행해 본 경험이 없거나, 프로그램 관계자가 학생에 대해 계속 평가할지에 대한 확신이 없을 수도 있다.

예시 17.1

안전하지 않은 실무 사건

임상강사인 Cindy는 Mary Pat이라는, 다소 스트레스를 받고 있는 것처럼 보이는 학생을 보았을 때 반대편 복도 끝에 서 있었다. 임상강사는 얼른 그녀를 배정된 환자의 병실로 들어가도록 했다. 그녀는 Mary Pat이 불안해하는 것을 관찰했고, 환자의 정맥주입 수액백은 비어 있었다. 환자는 씻고 침대 옆에 있는 의자에 앉아서 글을 읽고 있던 중이었다. 모든 것이 잘 정돈된 것처럼 보였으나 수액주입펌프 알람이 울리고 있었다. 수액백과 주입 라인이 비어 있기 때문에 울리는 것 같았다. Cindy는 얼른 펌프의 알람을 끄고 주입 라인을 잠갔다. 또한 Cindy는 필터가 제대로 장착되기 않아 주입 라인이 펌프에 잘못 연결된 것을 발견했다. 그녀는 Mary Pat에게 언제부터 알람이 울렸는지 물었고 Mary Pat은 "몇 분 되지 않았다."고 대답하였다. Mary Pat은 환자가 씻겨달라고 요청해서 의자에서 도와주었다고 했다. Cindy는 Mary Pat에게 펌프 알람이 수액백과 주입 라인에 공기가 있었기 때문에 울린 것이라고 알려주었다. 그녀는 또한 "누가 들어와서 펌프에서 주입 라인을 분리했니?"라고 물었다. Mary Pat은 그녀가 환자 목욕 후에 옷을 갈아입히기 위해 주입 라인을 펌프에서 분리하였다고 말했다. Cindy는 환자 사정 차트를 집어 들고 Mary Pat에게 복도로 따라오라고 했다. 그녀는 학생을 복도에서 린넨실로 데리고 가서, "무엇이 주입되고 있었는지 알고 있니?"라고 물었다. Mary Pat은 주저하면서 바로 대답하지 못하고 아침의 기록을 적은 수첩을 뒤지기 시작했다. 그녀가 "포타슘이 섞인 생리식염수?"라고 대답하자 Cindy는 Mary Pat에게 "수액백에는 헤파린이 섞여 있었고 아침에 기록을 적을 때 너는 그것을 누락했어. 2주 전에도 헤파린을 주입하고 있는 환자를 간호했었어. 그때 우리는 함께 환자를 사정하고 기록했었던 적이 있지. 더 중요한 것은 주입 라인이 펌프에 제대로 장착되지 않았다는 거야. 그것 때문에 환자에게 들어가야 할 양보다 더 많은 양의 헤파린이 주입되었어. 무슨 일이 일어났는지 이해하겠니? 우리는 이것을 담당 간호사와 주치의에게 보고할 거야. 그리고 규정에 따라 사건보고서도 작성할거야. 하지만 먼저, 담당간호사를 찾아서 우리가 어떻게 하는 게 좋을지 알려달라고 하자."

그날 오후, 사후컨퍼런스 후에 Cindy는 Mary Pat에게 사건의 심각성을 논의하기 위해 다음 날 오피스에서 만나자고 하였다. 그녀는 Mary Pat에게 그날의 사건을 '안전하지 않은 실무'로 보고 있으며, 상황에 대한 사건보고서를 공유하고 지침서에 실린 규정대로 따라야 할 것이라고 말했다. 그녀가 Mary Pat에게 질문이 있으면 말해 보라고 하자 Mary Pat은 "질문은 없어요."라고 말하며 "전에는 펌프에서 수액주입 라인을 빼놓았는데... 제가 간호보조인력으로 일했을 때요. 환자들이 검사에 가는 것을 대기시켜야 해서 종종 펌프에서 수액 라인을 빼놓았어요. 간호사들이 제가 그렇게 하는 것을 여러 번 봤어요."라고 덧붙였다.

강사는 Mary Pat에게 이전에 일하면서 그런 경험이 있었다고 하더라도 지금은 학생 신분이고 일하는 인력이 아니기 때문에 실습 동안 임상강사의 감독 없이 혼자서 수액 주입 라인을 분리하는 것이 허용되지 않는다고 설명하였다. 임상강사는 또한 오리엔테이션 시간에 학생의 역할에 대해 설명했음을 강조하였고, 학생이 받은 서면 자료에 명확하게 표시되어 있음을 보여주었다.

임상강사는 교과목 코디네이터와 사건에 대해 상의하고, 해당 프로그램의 규정에 따라 조치하였다. 교수회의에서 안전하지 않은 실무 사건이 안건으로 다루어졌다. 이 사건으로 교수들의 의식수준이 높아지고, 안전하지 않은 실무 '습관'을 가진 학생들에 대한 관심이 대두되었다. 모든 임상강사들은 안전하지 않은 실무에 대한 해당 프로그램의 규정을 철저히 이해하고 있어야 한다. 이러한 상황에서 임상강사의 역할과 관련하여 모호한 부분이 있어서는 안 된다.

안전하지 않은 실무로 인해 낙제한 학생

교수자들은 낙제한 학생들이 제기하는 문제와도 직면해야 한다. 학생들은 보통 '신문고'라고 불리는 대학의 의사결정 체계에 이의를 제기한다. 학생의 부모 또한 여기에 참여할 수 있다. 이러한 사회심리적 측면들은 임상강사에게 어려운 일들이다. 보통 단순히 학생이 과목을 이수하게 하는 것보다 낙제시키는 것이 더 힘들고 많은 작업을 요구한다. 그러나 윤리적 · 법적 책임이 남아 있다. 임상강사는 학생을 평가하고 돕기 위해 고용된 사람들이다. 간호교육프로그램은 간호술기를 충분하게, 그리고 안전하게 수행할 수 있는 학생을 양성하기 위해 시행되는 것이다.

안전하지 않은 실무의 예

임상강사들은 안전하지 않은 실무 사건들의 예시에 주목해야 한다. 이것들은 학생용 지침서에 나와 있을 수도 있고, Robert Morris 대학의 Nursing and Health Sciences 홈페이지에서 찾아볼 수도 있다(http://snhs.rmu.edu/ForStudents/CurrentStudents/NursingPolicies/Undergraduate/UnsafeClinicalPractice).

1. **과제에 대해 준비하지 않았다.** 학생은 환자에게 투약되는 모든 약에 대해서 투약 전에 공부해 오라는 과제를 받았으나, 어떤 약물에 대해서도 준비하지 않은 상태로 실습에 왔다.
2. **비정상적인 활력징후를 담당간호사나 임상강사에게 보고하지 않았다.** 성인 환자의 수술 후 체온이 38.9℃로 측정되었으나 학생은 이를 비정상적인 활력징후로 보고하지 않았다.
3. **임상강사 없이 약물을 투여하였다.** 투약과 관련된 사항은 보통 강의계획서에 표시되어 있고, 학생에게 여러 번 반복해서 전달되지만, 여전히 사건이 일어나고 있다. 실습 동안에 학생들은 투약 기회가 생겼을 때 임상강사 없이 약을 투약해버리는 경우가 있다. 이것과 관련된 정보들은 학생들이 오리엔테이션 때 받은 규정과 지침서에 나와 있는 내용들이다. 이러한 규정들을 준수하지 않은 경우 사건보고서와 회의가 필요하다.

Fast Facts: 핵심내용 요약

- 임상강사는 간호사협회의 윤리강령에 대해 잘 알고 있어야 한다.
- 간호교육프로그램은 각 주의 법에 따라 안전한 실무와 안전하지 않은 실무에 대한 정의를 가지고 있다.

Reference

American Nurses Association (ANA). (2015). *Code of ethics for nurses with interpretive statements.* Silver Spring, MD: Nursesbooks.org. Retrieved from http://www.nursingworld.org/MainMenu-Categories/EthicsStandards/CodeofEthicsforNurses/Code-of-Ethics-For-Nurses.html

Smith, M. H., McKoy, Y. D., & Richardson, J. (2001). Legal issues related to dismissing students for clinical deficiencies. *Nurse Educator, 26*(1), 33-38.

VI

역할에 대한 만족

18

학생들이 당신에게 기대하는 것

이제 임상강사의 세계로 들어올 준비가 되었으니, 학생들이 당신에게 기대하는 것이 무엇인지를 알아보는 것이 중요하다. 당신은 이미 오리엔테이션에서 당신이 기대하는 바와 학교의 기대에 대한 모든 정보를 제공받았다. 이제 당신에 대한 그들의 기대에 대해 생각해 볼 시간이다.

이 장에서 배울 내용은 다음과 같다.

- 학생이 임상강사에게 기대하는 세 가지 중요한 속성
- 학생이 임상강사에게 기대한다고 말하는 것들

교수자에 대한 학생의 기대

당신은 임상강사로서의 새로운 역할을 잘 준비했을 것이다. 이 책을 읽고 당신이 시행할 오리엔테이션, 학생 평가, 병동 오리엔테이션 등에 대한 청사진을 활용할 것이다.

당신이 자신에 대해 무엇을 기대하는지는 알고 있지만, 학생들이 당신에게 무엇을 기대하고 있는지에 대해서는 알고 있는가? 학생들이 그들의 기대를 직접 이야기하지는 않지만, 교수자에게 몇 가지 필수적인 자질을 요구한다. 이것이 숙련된 임상강사가 실습 시 CAP을 챙기는 이유이다. CAP은 과거에 간호사가 상징적으로 착용했던 모자를 말하는 것이 아니라, 당신이 항상 지켜야 하는 중요한 특성들에 대한 약자이다.

C 일관성(Consistency)

A 접근성(Approachability)

P 능숙함(Proficiency)

일관성

학생들은 보통 각 실습지에서의 첫날에 매우 불안해한다. 학생들은 종종 임상강사, 실습병동, 각 근무의 업무량 등에 대해 선배들로부터 소문을 듣는다. 실습 첫날에는 다리를 떨거나 불안한 시선처리, 손바닥의 땀 등 긴장의 표시들을 보이기도 한다. 이것이 항상 나쁜 것만은 아니다. 각 학생들이 임상강사가 부여하는 책임뿐만 아니라 실습지에서 그들이 완수해야 할 책임의 심각성에 대해서 인식하고 있는 것이 중요하다. 실습지의 전문직 직원들은 그들의 영역과 환자간호에 학생들과 임상강사를 참여시키고 있다. 실습기관에 부여한 환자의 신뢰가 일시적으로 당신에게 부여되는 것이다.

학생은 이러한 사실을 알아야 하고, 낯선 영역을 탐색하기 위해 당신이 도움을 줄 것이라고 믿어야 한다. 그들은 당신이 적절한 오리엔테이션을 제공하고, 학생 역할에 대한 안전선을 설정해 주고, 부족한 점에 대해 질문해 주고, 교육에 도움이 될 수 있도록 실습지의 직원들과 관계를 형성하도록 도와줄 수 있을 것이라고 믿는다. 또한 학생들은 당신이 누구이고, 어떤 것을 기대하고 있는지에 대해 확신하고 있어야 한다. 따라서 당신은 학생의 행동에 대해 매일 일관성을 보여야 한다.

이것은 무슨 의미인가? 바로 당신이 오리엔테이션 또는 실습 시작 시 했던 말과 배포한 자료에 대한 약속을 지켜야 함을 의미한다. 만약 당신이 과제를 이메일로 오후 4시 전에 보내주기로 하였다면, 그렇게 해야 한다. 만약 당신이 매주 논문 1개씩에 대해 의견을 주기로 하였다면 약속과 지정된 형식을 지켜야 한다. 실습 시작 후에는 이 기대를 바꿀 수 없다. 예시 18.1을 참조한다.

사례 평가

사례 1에서 임상강사는 자신의 기대를 낮췄고, 반면 사례 2의 임상강사는 원래 학생에게 질문하기로 한 것보다 더 많은 것을 질문하였다. 두 임상강사 모두 일관성이 부족하며, 학생들에게 공평하지 않았다. 갈팡질팡한 기대는 학생들이 교수자에 대한 신뢰를 무너뜨리는 데 일조하기만 할 뿐이다.

예시 18.1

일관성

사례 1

임상강사인 Kate는 담당학생 중 1~2명에게 다른 과제들보다 해당 교과목의 주별 과제가 너무 과하다는 불평을 받았다. 학생들은 과제를 줄여달라고 요청하였다. 그러나 대부분의 다른 학생들은 과제를 완성하는 데 큰 어려움이 없었고, 과제가 학습에 도움이 된다고 하였다. Kate는 불평에 대해 해결하기 위해 과제를 바꿨다.

사례 2

임상강사인 Jerry는 오리엔테이션에서 학생들이 투여되는 모든 약물의 분류, 용법, 부작용에 대해서 알고 있어야 한다고 공지하였다. 그러고 나서 투약 실습 날에 학생들에게 약물의 화학성분명, 약리작용, 반감기에 대해 질문하였다.

진실성

진실성과 일관성은 밀접한 관련이 있다. 임상강사로서 신뢰받을 수 있도록, 학생들이 그들의 행동과 반응을 예측할 수 있도록 해야 한다. 예를 들어, 학생들이 정해진 날짜에 과제를 제출하지 않았을 경우, 응급상황을 제외하고는 받은 점수에서 5점을 감점할 것이라는 것을 알고 있어야 한다. 뛰어난 학생과 낙제 위기에 있는 학생을 포함한 모든 학생이 규정에 대해 알고 있어야 한다. 일관성은 동일한 수준의 업무를 위해 동일한 행동을 취하는 것이다. 호의는 있을 수 없다.

따라서 만약 학생들이 아침 6시 45분에 병동에 도착해 있기를 기대한다면, 당신 또한 정시에 도착해야 한다. 어떤 임상강사도 타이어가 고장 났거나 교통이 마비되거나, 태풍 또는 실습지에 정시에 도착할 수 없게 만드는 장애물이 있을 수 있지만, 이러한 상황은 매우 드물다. 당신이 있어야 할 그 곳에, 그 시간에 있어야 한다.

평가 규정

당신은 평가 규정에서도 일관성을 지켜야 한다. 예를 들어, 실습이 오후 2시에 종료된다고 말했지만, 학생들은 의사의 진료를 받거나 면접 등으로 일찍 떠나도 되는지에 대해 질문하는 경우가 있을 것이다. 학생이 실습지를 일찍 떠나야 한다고 사전에 논의했거나 승인하지 않은 이상 예외를 두면 안 된다. 임상실습 시간은 귀중한 시간이고 이미 제한되어 있다는 사실을 새겨두면, 당신은 다른 것에 시간을 뺏기고 싶지 않을 것이다. 또한 당신이 예외를 잘 인정하는 경향이 있다고 보이면, 학생들은 다른 원인으로 조퇴를 요청하게 될 수 있다.

또한 일관성은 만약 당신이 학생에게 15분 안에 병실에서 유치도뇨관 삽입을 봐주겠다고 말하였다면 정해진 시간에 학생을 감독하는 것을 의미한다. 응급상황으로 지연될 경우, 당신이 왜 약속을 지키지 못하는지에 대해 다른 학생을 통해 전해 주어야 한다. 학생이 당신을 기다리고 있는데 나타나지 않는다면, 학생은 크게 실망할 것이다. 학생은 환자에게 신뢰를 잃을 것이고, 당신은 학생에게 신뢰를 잃을 것이다.

학생이 당신에게 갖는 신뢰는 당신이 일관적으로 보여주는 공정성과 신뢰성을 통해 얻을 수 있다.

접근성

학생들은 새로운 실습지에 대해 매우 불안해하기 때문에 기준, 지침, 규정을 명확히 해주어야 한다. 그러나 동시에 당신은 학생들에게 가까운 곳에 있어야 한다. 이것이 무슨 의미일까? 접근성은 당신의 행동에 대해 이론적 근거를 설명해 주고 학생들에게 피드백을 요청하는 것을 의미한다.

또한 접근성은 당신이 각 학생의 이름을 숙지하고 정확한 발음으로 불러주는 것을 의미한다. 실습 첫날에 학생 개인을 다양한 학습요구와 경험을 가진 개인으로 이해한다는 것을 공지하는 의미하기도 한다. 예를 들어, 일부 학생들은 의료기관 보조인력으로 근무한 경험이 있기 때문에 많은 간호술기들을 알고 있다. 또 어떤 학생들은 다른 기관에서 일한 경험이 있을 수도 있다. 당신은 이러한 차이들을 알고 있고 각 학생들의 의료기관 경험이 다양하지만 모든 실습목표를 달성할 수 있도록 도울 것이라는 것을 강조해야 한다. 학생들에게 모르는 것이 있을 경우 표현하도록 강조해야 한다. 이러한 규정의 이점이 예시 18.2에 나와 있다.

예시 18.2

접근성

정신과병동 실습 중에 4학년 학생에게 병동 환자들의 혈압을 측정하라는 임무가 주어졌다. 학생은 상기된 상태로 임상강사에게 자동 혈압측정기를 이용해서 혈압을 측정하였기 때문에 수동으로 측정하는 방법을 잊어버렸다고 이야기하였다. 중요한 것은 학생이 이러한 상황에서 임상강사가 가까이(approachable) 있다고 느꼈다는 것이다. 이로 인해 강사는 학생에게 술기를 되짚어 주고 학생에게 실습실로 돌아가서 연습하고 오도록 할 수 있다.

공정함

학생들이 환자에게 간호를 제공할 때 당신이 가까이 있다는 것을 느끼게 해 주는 것이 중요하다. 만약 학생이 잘못을 했거나, 오류를 범하였다고 생각한다면 매우 걱정하고 불안해 할 것이다. 동시에 학생은 그러한 걱정과는 별개로 즉시 당신에게 문제에 대해서 보고해야 한다고 느껴야 한다.

접근 가능한 곳에 있으라는 것은 당신이 학생의 친구가 되라는 의미가 아니다. 학생들을 돕기 위해 당신이 있음을 학생들이 인지하고 있는 것이다. 당신의 접근성은 당신의 도움이 필요할 때, 일정이 지연되었을 때, 단순히 기분이 좋지 않을 때, 합리적이고 감성적으로 상황을 조정하는 능력을 통해 입증될 것이다. 접근 가능한 곳에 있는 것은 환자 안전과 학생 보호를 위해 가장 중요하다.

능숙함

교수자로서 당신은 전문가여야 한다. 학생들은 당신의 기술을 유심히 관찰하고 조언을 구한다. 학생의 미숙함이 환자에게 해를 미치지 않을 것이라고 간호사들이 확신할 수 있는 것은 당신의 전문성에 달려 있다. 나날이 진화하는 임상현장에서 당신의 전문성 수준은 어느 정도인가? 당신이 최신 지식을 유지하고자 하는 노력을 하지 않는다면, 당신은 역할을 제대로 수행하지 못할 것이다. 예시 18.3에서 능숙함의 중요성을 설명하였다.

사례 평가

어떻게 하면 이런 불행한 상황을 피할 수 있을까? 전문 저널을 구독하는 것부터 시작할 수 있다. 이러한 저널에 발표된 연구결과를 통해 혁신 기술들이 간호에 어떠한 영향을 미

예시 18.3

능숙함

가을 학기에 Rhonda는 지난 4년 동안 한 번도 실습한 적이 없었던 내 · 외과병동 실습을 맡았다. Rhonda가 병동의 약물 분배 과정이 바코드 스캔을 통해 자동화된 과정으로 진행되고 있음을 깨닫자, 실습 첫날은 악몽으로 변하였다. 새로운 기술로 인한 보안 때문에 그녀는 어떤 시스템에도 접속할 수 없었고, 어떻게 접속해야 하는지도 알 수 없었다. 학생들은 기본적인 약물을 투약하는 사소한 일조차 할 수 없었고, Rhonda는 직원과 다른 학생들의 눈길 때문에 힘든 시간을 보냈다.

치고 있는지, 때로는 아직 임상현장에 널리 소개되지 않은 기술들에 대한 귀중한 정보를 얻을 수 있다. 이 분야에 상당한 지식을 가지고 있는 간호관리자와 자주 연락하는 것도 도움이 된다. 새로운 기술은 보통 일상 업무에 통합될 시간을 충분히 두고 도입된다. 간호사들이 현장교육을 받는다면, 당신도 받아야 한다. 간호사 대상의 교육에 참여할 수 없다면, 자원해서 간호사를 따라다니면서 배워야 한다(승인하에). 이러한 시간 투자는 학생들이 새로운 기술을 지도할 수 있는 사람으로 당신을 여기는 성과가 되어 돌아올 것이다.

학생들의 이야기

최근에 간호대학을 졸업한 신규간호사가 간호학사편입과정(RN-to-BSN)에 대해 다음과 같은 시각을 가지고 있다.

> *최근 간호대학 졸업자로서, 다양한 리더십에 대한 경험과 그 영향은 아직도 나의 기억 속에 생생하다. 실습 기간 동안 다양한 임상강사들을 만났지만, 정반대의 두 임상강사가 특히 기억에 남는다.*
>
> *첫 번째 임상강사는 상대적으로 신입인 강사였는데, 프로그램과의 관련성과 상관없이 매우 어려운 강사였다. 그녀는 권위적인 리더였기 때문에 그룹 전체에 대해 상당히 비판적이었고, 학생들에게 냉담한 성격이었기 때문에, 실습은 일종의 협박 속에서 진행되었다. 또한 강사가 없을 때 학생들은 그녀가 부과하는 긴장감으로부터 벗어나려는 것처럼 휴식을 취하였다. 결과는 학생들의 저조한 성과, 무단이탈, 강사의 좌절로 이어졌다.*
>
> *두 번째 실습강사는 반대였다. 30년의 베테랑 강사였던 그녀의 리더십은 참여적이고 민주적이었다. 그녀는 우리가 실습을 시작하기 전에 실습조와 학생들에게 구체적인 목표를 알려주었다. 그러고 나서 스테이션에 있으면서 우리가 그녀에게 오기를 기다리고 있었다. "너희들은 어린 애들이 아니야."라고 말하며, "나는 너희들이 도움이 필요한 경우나 설명해야 할 때, 한 번도 해 보지 않은 것을 할 때에만 여기에 있을 거야."라고 하였다. 그녀는 우리가 자율적으로 환자를 간호하고 불확실한 경우에는 그녀에게 이야기해서 환자의 안전을 유지할 수 있을 것으로 기대하고 있었다. 그녀는 우리가 질문한 것에 대해 어떠한 판단도 하지 않았고, 항상 새로운 것을 가르칠 때 인내심을 잃지 않았다. 그 실습에서는 시간관리를 더 효율적으로 할 수 있었고 환자에 대해 통합적으로 이해할 수 있었다. 협동할 수 있는 시간이었고 더 즐거웠다.*

다음 요약은 졸업을 1개월 앞둔 학생들로부터 얻은 비공식 조사 자료에 대한 것이다.

임상강사가 당신과 함께하고 지도하는 데 가장 중요한 것이 무엇인가?

- 가장 좋은 임상강사는 학생을 학습자로 여기는 사람이다. 교수자가 이렇게 할 수 있는 방법 중 하나는 그들이 학생이나 신규간호사로서 경험했던 어려움을 학생들과 공유하는 것이다.
- 임상강사들은 우리가 전문적으로 임무를 완수하고 환자를 사정하거나 교과서를 읽어왔지만 지식에 통달할 것을 기대하지 않는다. 대부분의 사람들은 읽는 것이 아니라 행동하면서 배운다. 임상에 대해서는 교과서가 없기 때문에 교과서에 있는 절차가 아니라 우리가 간호사로서 업무를 수행하도록 가르쳐야 한다.
- 임상강사가 할 수 있는 가장 중요한 것은 질문에 대답하거나 그날의 목표에 대해 알려주는 데 시간을 소요하는 것이다.

임상강사가 피드백을 주는 가장 좋은 방법은 무엇인가?

- 긍정적 피드백이라면 임상현장에서 주는 것이 좋다. 그렇게 하면 실습에 대해 더욱 자신감을 가질 수 있을 것이다. 부정적 피드백이라면 실습지 밖에서 이야기해서 우리가 기술과 태도에 더 집중하고 자신감을 잃지 않게 해 주는 것이 좋겠다.
- 역량평가도구나 이메일 등과 같은 수단을 통해 주별로 피드백을 받아야 한다.
- 구두 의사소통이나 역량평가도구를 통해 피드백을 받아야 한다. 많은 교수자들이 실습에서 환자를 어떻게 간호하는지보다 역량평가도구의 목표에 대해서 더 관심을 갖는다.

오리엔테이션이 도움이 되기 위해서는 어떻게 진행되는 것이 좋을까?

- 실습이 시작되기 전에 시뮬레이션 실습을 진행했으면 좋겠다. 사전에 준비할 수 있도록 일정과 강의계획서를 실습 시작 전에 공지해야 한다.
- 역량평가도구에서 기대하는 바, 실습지 일정, 매일 수행해야 할 과제들에 대해 명확하게 알려주어야 한다.
- 실습 후가 아니라 실습 전에 술기를 배워야 한다. 실습 첫날이 매우 유익해질 것이다.

환자를 간호하는 첫날에 임상강사에게 바라는 바는 무엇인가?

- 임상강사가 병동에서 오리엔테이션을 진행하면 환자나 간호관리자를 함께 만날 수 있을 것이다. 환자의 간호계획이나 환자를 돌보는 동안 간호사의 임무는 무엇인지에 대해서 상의할 수 있을 것이다.

- 임상강사가 병동의 루틴 업무, 비밀번호, 역량평가도구의 기대수준(expectations), 그 날 무엇을 하는 것이 좋은지 등에 대해 알고 있으면 좋겠다. 임상강사들은 서로 다른 기대를 가지고 있으며, 내가 제대로 하지 않고 있다는 사실을 중간평가가 되어서야 깨닫고 싶지 않다.
- 학생들은 내가 경험했던 일들을 겪고 싶지 않을 것이다. 첫 실습지에서의 첫날에 나는 유치도뇨관을 삽입하였고, 강사는 질문하는 것은 우리가 준비되지 않았음을 보여주는 것이라고 말하였다. 우리는 질문을 할 수 없다는 느낌을 받아서는 안 된다. 그런 상황이 더 긴장되고 실수로 이어질 수 있기 때문이다.

임상강사에 대해 알고 싶은 점은 무엇인가?

- 임상강사가 겪었던 가장 어려운 환자에 대해서 듣는 것은 항상 유익하다. 간호사의 경력이 아무리 많아도 간호는 여전히 어려운 일이며, 간호사가 된 후에도 매일 학습한다는 것을 보여준다.
- 강사가 어떤 유형의 평가자인지, 어떤 임상배경을 가지고 있는지 알고 싶다.
- 임상강사가 우리에게 기대하는 것과, 어떻게 하면 'A(항상 목표가 되는)' 학점을 받을 수 있는지, 임상강사에게 연락할 수 있는 최선의 방법이 무엇인지 알면 좋을 것 같다.

실습 중 가장 최악의 경험은?

- 정신과 실습에서 환자가 임상강사에게 동료와 내가 환자를 돌보지 않는다고 불평하였다. 나는 울음을 터뜨렸다. 강사는 나에게 괜찮은지 물어보는 것이 아니라 즉시 나를 비난하였다.
- 중간평가에서 강사가 내 자신이 너무 바보 같은 느낌이 들도록 만들어서 실습을 그만둘 뻔 하였다.

실습 중 가장 좋았던 경험은?

- 내가 무엇인가를 모를 때 화내지 않는 임상강사를 만난 적이 있다. 답을 모르는 경우, 좋은 임상강사는 화를 내지 않는다. 답을 알려주는 대신에 당신에게 질문을 하면서 답으로 유도할 것이다.
- 임상강사는 내가 기본적인 간호수행을 할 수 있을 것이라고 믿어 주었다.

임상강사에게 하고 싶은 말은?

- 우리는 간호에 대해 아직 경험이 부족한 초보자라는 것을 기억해야 한다. 강사에게 다시 물어보는 것에 대해 벌칙을 주면 안 된다.

- 환자 앞에서 우리에게 질문하지 않아야 한다. 그것은 우리를 매우 불편하게 만들고, 답을 모를 경우 환자는 우리에게 간호를 받기 꺼려할 것이다.
- 우리를 연차가 낮은 간호사에게 배정해야 한다. 그들은 우리가 무엇을 경험하는지 이해하고, 공감대를 형성하며, 다정하고, 가르쳐 줄 의지가 있다.
- 역량평가도구의 목표에 초점을 맞추기보다는 우리가 배운 것을 어떻게 실무에 적용시킬지에 대해 초점을 맞춰야 한다. 나는 좋은 학점을 받기 위해 그날의 실습목표를 달성하려고 할 때 괴리를 느낀다.

당신도 한때는 학생이었다는 사실을 기억해야 한다. 당신이 임상강사에게 가졌던 기대들은 지금 학생들이 당신에게 가지는 기대와 다르지 않다. 그들은 당신에게 의지하고 있고 당신을 믿어야 한다. 당신은 일관성, 접근성, 능숙함으로 그들에게 신뢰를 얻을 수 있다. 당신의 학생들 중에서는 훗날 임상강사가 되어 당신을 모방하는 학생이 있을 수도 있다.

Fast Facts: 핵심내용 요약

- 학생들은 당신에게 많은 기대를 가지고 있다.
- 학생들의 기대를 예상하고 충족시켜야 한다.
- 실습지에서 CAP를 잊어서는 안 된다: 일관성(Consistency), 접근성(Approachability), 능숙함(Proficiency)

19

자기 돌봄을 위한 시간

먼저 내 자신을 돌보지 못하면 다른 사람도 돌보지 못한다고 말한 사람이 누구인가? 야심찬 임상강사인가? 나는 틀림없이 그렇다고 생각한다.

당신은 이미 일종의 자기 돌봄을 연습하였다. 당신이 추울 때 스웨터를 찾아서 입으면 즉시 기분이 나아지는 것을 느꼈을 것이다. 추위는 없어지지 않았지만, 당신은 스스로 느끼는 불편함을 감소시키기 위해 간단한 조치를 취하였다. 이것이 신체적 부분의 자기 돌봄이고 정신적 · 감정적 부분에 대해서도 같은 원칙이 적용된다.

임상강사가 자기 돌봄에 주의를 기울인다면, 실습이 진행되는 동안 계속적으로 다양하고 많은 학생들의 요구에 대응하는 것은 감당할 만한 일일 것이다. 이 장에서는 당신이 일상적인 자기 돌봄을 위해 오늘 당장 시작할 수 있는 간단한 방법을 제시한다. 당신만의 자기 돌봄 비법을 힘들어하는 학생들과 공유하는 것도 유익할 것이다.

이 장에서 배울 내용은 다음과 같다.

- 임상강사가 역할에 대한 만족을 유지하기 위해 자기 돌봄에 관심을 가질 필요성
- 마음챙김과 같은 적용 가능한 간단한 자기 돌봄 연습
- 학생들에게 당신이 괜찮은 시간을 알려주는 경계와 지침 수립하기

임상강사에게 있어서 자기 돌봄의 필요성

결국에는, 우리가 우리의 삶과 우리 자신을 만든다. 이러한 과정은 우리가 죽을 때까지 멈추지 않는다. 그리고 우리의 선택들은 궁극적으로 우리의 책임이다.

Eleanor Roosevelt

이 책의 앞부분에서 학생들은 종종 살아온 환경으로 인해 부담을 느끼고, 누적된 부담이 실습에 영향을 미치기 시작하는 것을 알아차릴 수 있을 것이라고 언급하였다. 임상강사들도 인간이며 같은 종류의 위기에 직면할 수 있다. 임상강사는 부담도 있고 그만큼 보상도 있는 역할이다. 보상은 쉽게 수용되지만, 역할 부담은 종종 감당하기 힘들 수도 있다.

부담감에 대처하는 당신의 능력은 인간으로서 회복탄력성에 달려 있으며, 회복탄력성은 어떻게 스트레스에 대처하는지에 대해 중요한 부분을 차지한다. 스트레스를 감당할 수 있을 정도로 만드는 것은 문제가 일어나기 전에 문제를 피하려는 의식적인 노력으로부터 시작된다. 미래를 내다보고 계획을 세우는 것은 치료할 필요를 없애는 작은 예방의 노력이 될 수 있다. 앞에서 언급한 조언과 수단들을 채택하는 것은 임상강사를 기다리고 있는 많은 잠재적인 위험들과 스트레스를 피할 수 있게 한다.

이를 통해 당신은 능동적으로 제거할 수 없는 스트레스 요소에 대처할 수 있다. 이러한 관점에서 자기 돌봄 프로그램을 고려해야 한다. 고려가 여기서는 적절한 표현일 것이다. 왜냐하면 자기 돌봄은 선택사항이기 때문이다. 당신은 직무기술서 또는 고용계약서류 어디에서도 이것을 찾을 수 없을 것이다. 그리고 이것은 이미 많은 '할 일' 목록에 하나를 더 추가하는 일일 것이다. 자기 돌봄은 매일에 대한 작은 투자와 훈련을 포함하는 개인의 습관이라고 할 수 있다. 당신 자신을 위해서 사용하는 시간에 죄책감이 느껴지더라도 각오하고 무시해야 한다.

자기 돌봄을 증진시키는 간단한 방법

『The Peak Performing Professor: A Practical Guide to Productivity and Happiness(2013)』의 저자인 Susan Robinson에 따르면, 교수자들은 자신을 잘 돌보지 않음을 인정한다. 그녀의 저서에서는 신체적 · 정신적 · 감정적 건강과 활력을 증진시키는 자기 돌봄이 어떻게 삶의 에너지가 되는지 기술하고 있다. 임상강사가 즉시 실천할 수 있는 보석 같이 귀중한 자기 돌봄을 다음에 소개한다.

영양

당신은 영양이 웰빙의 측면 중 하나라고 자주 환자들에게 이야기하지만, 오히려 자신은 이것을 간과하고 있다. 바쁜 실습일정 중에 환자들의 건강과 학생과 안전을 우선시하지만, 일 때문에 식사를 제대로 챙기지 못하는 경우가 많다. 이것은 큰 실수이다. 적어도 15~20분간 병동을 떠나서 회복을 위해 '혼자만의 시간'을 가져야 한다. 쳇바퀴 돌듯 돌고 있는 당신의 마음을 잠시 내려놓으면 식사도 하고 한숨 돌릴 수도 있을 것이다. 마음을 챙기는(mindful) 식사는 뇌가 더 빨리 집중할 수 있는 능력을 회복시키고, 하루 동안 당신을 괴롭히는 걱정 가득한 학생들의 질문으로부터 당신이 참아낼 수 있도록 한다. 학생 한두 명에게 당신이 잠깐 자리를 비울 것이니 다른 학생들에게도 알려달라고 이야기하고, 직원 중 한 명에게도 알린다. 만약 당신이 모든 학생에게 식사를 하기 위해 20분간 자리를 비운다고 이야기하려고 한다면, 그들의 '마지막 질문'을 받아주는 데 적어도 한 시간은 걸릴 것이다. 그렇다. 당신은 투약과, 해야 할 간호처치와 확인해야 할 사항들을 뒤로 해야 한다. 실제로 당신이 얻은 행복한 휴식에서 깨어나게 하는 추가적인 일이 있을 것이다. 덫에 빠지면 안 된다. 자신을 돌보는 시간을 가지고, 자신의 생각을 가지고, 재편성하는 것의 혜택은 엄청나며, 당신이 재충전된 상태로 병동에 돌아갈 수 있게 한다.

마음챙김 호흡(Mindful breathing)

순간의 불안을 내려놓기 위해 '이완 호흡(relaxing sigh)'을 사용한다. 코로 들이마시고 입으로 내쉬면서, 조용하고 편안하게 호흡한다. 복부가 호흡에 따라 올라가고 내려가도록 길고 천천히 부드럽게 호흡한다. 숨 쉬는 소리와 느낌에 집중한다. 숨을 들이마셨을 때, 필요한 산소를 뇌에 공급하고 스트레스를 줄이고 진정시키도록 부교감신경계가 활성화될 것이다. 생활 속의 단서들을 이용해서 3~6회의 이완 호흡을 할 수 있다(예: 운전 중 빨간불에, 통화 연결 중, 엘리베이터를 기다리는 중). 심호흡의 단서가 될 수 있도록 스트레스를 유발하는 것, 예를 들어 컴퓨터, 투약 카트, 전화 또는 동료의 이마(농담이다)에 '심호흡하기' 스티커를 붙여 놓는 것이 좋을 수도 있다(스티커라면 무엇이든 가능하다).

그 외 시도할 만한 것들

- 병실에 들어가기 전에 두 걸음마다 길게 들이쉬고, 다음 두 걸음에 길게 내쉰다.
- 10분간 외부에서 휴식을 취하고 호흡과 외부의 소리에 초점을 맞춘다.
- 복도를 걸을 때 잠깐 동안 천천히 걸으면서 말 그대로 발바닥으로 바닥을 느끼는 데 집중한다.
- 자기 돌봄을 위해 1분 휴식 호흡운동(One-Minute Breathing Space exercise)을 한다(부록 E 참조).

Jon Kabat-Zinn의 저서인 『Catastrophe Living』에서는 연구결과를 바탕으로 고대의 마음챙김을 재조명하였다. 1979년에 Kabat-Zinn이 개발한 '마음챙김 기반의 스트레스

완화' 프로그램이 이 장의 내용에 기초가 되며, 이 중 일부는 자기 돌봄을 위해 활용할 수 있는 내용들이다. 그는 부가적으로 몇 가지를 제안하고 있다.

- 아침에 일어나면 출근하거나 등교하기를 결정하기 위해 몇 분의 조용한 시간을 보낸다.
- 샤워를 할 때 동료, 학생, 오늘의 회의에 대해 생각하지 않으려고 해야 한다. 몸에 물이 와서 닿는 느낌을 느낀다.
- 주차하고 나서 1~2분 동안 심호흡을 하고, 주의깊게 걷고, 웃으려고 노력한다(희미한 미소라도).
- 직장에서 종종 신체의 감각을 살핀다. 어깨, 얼굴, 손 또는 등에 긴장이 느껴지는가? 의식적으로 긴장을 덜어내기 위해 심호흡을 하거나 자세를 고친다.

조정할 수 있는 것 조정하기

학생들과의 경계선을 설정한다. 당신은 학생들을 위해 매주, 매시간 대기하는 사람이 아니다. 간호학을 가르치는 사람 중 다수가 시간강사로서 그렇게 하고 있다. 왜냐하면 그들은 지켜야 할 다른 의무들이 있기 때문이다. 실습 첫날에는 학생들이 당신에게 연락할 수 있는 최선의 방법(전화, 문자, 이메일) 등에 대한 규칙을 정하고, 이런 방식으로 연락하는 경우에 급하지 않은 상황은 답장에 24~48시간이 걸린다고 알려주어야 한다. 실습이 끝난 후에는 업무 관련 연락은 제한하도록 한다. 제출된 과제를 처리하고 학생에게 돌려주기 위해서는 적어도 1주 이상이 필요하다고 조기에 설명해야 한다. 당신은 많은 역할을 맡고 있으며, 회복할 시간이 필요하다.

고용된 기관과 지도하는 실습의 양을 제한해야 한다. 이미 실습 일정이 모두 찼음에도 불구하고, 금전적인 보수 때문에 실습을 추가하도록 유혹할지라도 지양해야 한다. 당신은 안전과 만족을 위해 에너지를 아껴놓을 필요가 있다.

자기 돌봄과 담당 학생들

실습전담강사는 오늘날 필수적인 인력이 되었다. 당신은 간호직이 인생의 전부인 많은 수의 학생들을 가르칠 수 있는 귀중하고 꼭 필요한 인력이다. 이제까지 임상강사가 되는 것이 이렇게 어려운 적은 없었다. 정신과 질환의 과거력을 가지고 있거나, 학자금 대출을 갚아야 하거나, 간호사가 어떤 직업인지에 대해 잘못된 생각을 가지고 들어온 학생들이 이렇게 많은 적이 없었다. 이런 점을 염두에 두면서, 당신은 실습에 완벽하게 준비하고 학생들을 교육하고 도와주며, 우선적으로 환자들의 안전을 지켜야 한다. 자기 돌봄 없이 이것들을 해내고 업무에 만족할 사람은 없을 것이다. 당신은 자신을 위해 시간을 사용하고, 모든 학생을 위해 마음가짐을 다진다면, 당신은 학생들의 역할모델이 될 수 있다. 그들은 결과적으로 이것에 대해 감사해 할 것이다.

만약 자기 돌봄 수단들을 사용하고 유용하였다면, 학생들과 공유하는 것은 어떨까? 이 장의 시작에서 언급한 것처럼, 학생들은 각자의 성격적 특성을 가진 채로 당신과 만나게 된다. 그들의 입장에서는 실습지가 이론 수업과 시뮬레이션 수업으로도 완벽하게 준비할 수 없는 공포스러운 곳이다. 또한 오늘날 휴대전화, 소셜미디어, 사이버 뉴스 게시판, 끊임없는 문자 메시지에 의해 요구되는 즉각적인 만족의 세계에서, 학생들이 환자간호와 업무에 집중하는 능력이 떨어지는 것은 놀라운 일이 아니다. 그들의 정서적 나약함, 수행불안, 산만한 초점을 생각해 본다면, 적어도 몇몇의(아마도 많은) 학생에게 자기 돌봄을 가르치는 것이 유익함을 알게 될 것이다.

다행히도 임상강사는 학생들이 스트레스를 완화하고 집중할 수 있는 능력을 키우도록 도와줄 수 있다. 사전컨퍼런스와 사후컨퍼런스에서 3분 심호흡 운동을 소개하거나 각 학생들이 짧은 명상(개인적으로 또는 YouTube를 보고)을 하도록 하는 활동들이 실습에 더 집중하고 스트레스를 경감시킬 것이다. 연구결과들도 이러한 내용을 뒷받침한다. Morrison, Goolsarran, Rogers와 Jha(2014)의 연구에서는 미국의 대학에서 학기 중에 시행된 7주간의 훈련 프로그램에서 마음챙김 훈련을 받은 학생들이 훈련을 받지 않았던 학생들보다 수행에 더 집중할 수 있었고, 과제를 완료하는 동안 마음의 동요가 적게 나타났다.

학생들은 이러한 관심에 점차 감사하게 될 것이고 긍정적으로 반응할 것이다. 스트레스 완화 방법을 배정받은 환자에게 교육하는 학생도 많을 것이다. 다음의 내용은 학생의 반응들이다.

나는 기차를 타고 출근하기 때문에 마음챙김을 더 많이 일상생활에 도입하였다. 기차는 완벽한 환경은 아니더라도 완벽한 시간이 될 수 있음을 깨달았기 때문이다. 나의 경험을 부담 없이 공유했으면 좋겠다. 나는 이것이 다른 사람에게도 도움이 되기를 바란다.

Ryan

나는 마음챙김 명상이 인생에서 어려운 시험에 들었을 때 당신에게 삶의 구원이 될 것이라고 맹세한다. 미국간호사면허시험에서 나는 25개의 "모두 고르시오." 질문에 답하였다. 나는 너무 좌절해서 휴식을 취하고 정신적으로 다시 집중해야 하였다. 심호흡은 나를 안정시켜서 기진맥진했을 때 다시 집중할 수 있도록 도와주었다. 나는 그것을 면접에서 너무 긴장될 때에도 사용한 적이 있다.

Jen

나는 마음챙김 바디 스캔을 일주일에 몇 번 연습해 왔는데, 집중력을 유지하고 기분을 안정시키는 데 정말 도움이 된다. 다시 한 번 감사의 뜻을 표하고 싶다.

Alexis

Fast Facts: 핵심내용 요약

- 자기 돌봄은 성공한 임상강사가 되기 위해 필수적이다.
- 자기 돌봄 연습은 일상생활에 도입하기 쉽다.
- 간호대학생에게도 당신이 공유한 자기 돌봄 연습이 유익할 것이다.

Reference

Kabat-Zinn, J. (1990). *Full catastrophe living: Using the wisdom of your body and mind to face stress, pain, and illness*. New York, NY: Delacorte Press.

Morrison, A., Goolsarran, M., Rogers, S., & Jha, A. (2014). Taming a wandering attention: Short-form mindfulness training in student cohorts. *Frontiers in Human Science*. Retrieved from http://journal.frontiersin.org/article/10.3389/fnhum.2013.00897/full

Robison, S. (2013). *The peak performing professor: A practical guide to productivity and happiness*. San Francisco, CA: Jossey-Bass.

VII

점점 더 중요해지는 것들

20

추천서

이 장에서는 고용기관에 제출해야 하는 임상강사의 추천서에 대한 중요성에 초점을 맞출 것이다. 이와 관련된 기대치를 적절히 설정하기 위해 이 주제는 학생들과 오리엔테이션 데이에 다루어져야 한다. 그 전에 다음 사항을 고려해야 한다. 이 추천서를 작성할 법적 책임은 무엇인가? 기관에서 이 추천서의 가치를 어떻게 평가할 것인가? 해야 할 일이 많은 와중에 어떻게 하면 의미 있고 좋은 추천서를 작성할 수 있을 것인가? 추천서의 예시는 부록 F에 소개되어 있다.

이 장에서 배울 내용은 다음과 같다.

- 추천서와 관련된 당신의 "규칙"에 대해 학생들에게 서면 지침서를 제공할 필요성
- '저성과자인 학생'이 추천서를 요청했을 때 내용을 구성하는 방법
- 'skillsurvey.com'과 같은 기관의 온라인 조사와 이 조사를 완료했을 때 기대되는 것

전문가의 관점

미국간호사국가시험원(National Council of the State Boards of Nursing, NCSBN)의 발표에 따르면 2016년에 42,357명의 지원자가 미국간호사면허시험(NCLEX)에 응시하였다. 이 신규간호사들은 공통점이 있다. 취업을 위해 한 명 이상의 임상강사가 작성해 준 추천서가 필요하다는 것이다.

임상강사로서 특정 학생에 대한 당신의 추천서가 어떤 가치를 가지고 있을까? 아마 이 질문에 가장 최선의 답변을 줄 수 있는 사람은 고용기관 측일 것이다. 펜실베이니아에

있는 Main Line Health System의 간호사 레지던시 코디네이터이자 학생교육 담당자인 Rita Linus는 임상강사를 위해 친히 다음과 같은 내용을 알려주었다.

추천서에서 어떤 점을 주로 보는가?

학생의 수행에 대한 명확한 설명은 항상 환영이다.

학생이 임상강사의 평가에 어느 정도 순위에 있는지를 보는 것이 좋다. 만약 학생이 임상강사가 가르쳤던 학생 중 가장 뛰어난 학생이거나 5% 안에 드는 학생이라고 한다면 파악하기 쉬워진다.

매력 없는 추천서는 특징은 무엇인가?

일반적으로 매력 없는 추천서는 인사 담당자에게 큰 가치가 없다.

간호사 채용에 추천서가 얼마나 큰 비중을 차지하는가?

지원자를 평가하는 데 있어서 추천서는 스크리닝 도구항목 중 약 30%의 비중을 차지한다.

추천서를 검토할 때 무엇이 고용기관에 '위험 신호'인가?

학생 이름만 바꾼 서술과 지원자의 수행에 대한 정보가 거의 없는 경우가 '위험 신호'이다. 역설적으로, 학생의 수행에 대해 순위를 매기는 방식은 일관된 기준이 있기 때문에 유용하며, 측정 방법에 대한 코멘트를 덧붙인다면 더욱 좋다.

임상강사와 이론 교수자 중 어떤 쪽에서 추천서를 받는 것을 선호하는가?

채용 과정에서는 임상강사로부터의 추천서가 필요하다.

어떤 영역의 임상지도가 가장 유용하다고 보는가?

다양할 수 있다. 만약 지원자가 산부인과에 지원하였다면 산부인과 분야에 대한 추천이 좋을 것이다. 여담으로, 우리는 정신과 실습이나 지역사회 실습에 대한 추천서를 받는다. 이것은 도움이 되겠지만, 만약 중환자실 지원자라면 리더십 실습이나 중환자실 실습만큼 도움이 되지는 않을 것이다.

마지막으로 하고 싶은 말

지원자를 평가할 때, 과거와 현재의 업무 경험(간호 분야와 간호 이외 분야)뿐만 아니라 리더십/참여도, 자발적 활동, 전문직 구성원으로서의 자격을 평가한다. 어떤 지원자들은 리더십 활동에 대해 언급하지 않아서 감점 요소가 되기도 한다.

위험과 지침

임상강사에게 추천서를 작성해야 할 '법적인 의무'가 있는가? 대부분의 상황에서 그렇지 않다. 그러나 도덕적으로 그리고 윤리적으로 학생들이 구직을 할 수 있도록 추천서를 기꺼이 작성해 줄 필요가 있다. 3.99라는 학점은 좋은 이력사항이지만, 기관 측에서는 지원자에 대해 더 알고 싶어 한다. 그들이 실제 급성기 간호를 제공할 때 어떻게 일하는가? 환자들이 지원자를 학생이자 간호사로서 어떻게 대하는가? 동료들과는 어떻게 지내는가? 병동에서 리더십을 보이는가? 이러한 강점들(혹은 약점들)은 학점으로는 알 수 없는 것들이다.

간호는 인지적이고 상호적인 기술이 요구되는 특수한 직업으로, 고용기관 측은 이러한 기술을 모두 갖춘 인재를 원한다. 많은 기관에서 각 지원자마다 6명의 면접관이 면접을 실시한다. 또 다른 기관에서는 그룹 면접을 실시하기도 하는데, 각 지원자는 그룹 환경에서 질문에 답해야 한다.

이전에 지도했던 학생에 대한 추천서를 쓸 수 있는 상태인지 판단하기 위한 지침은 추천서를 쓰기로 결정하기 전에 다음과 같은 질문에 스스로 답하는 것이다.

- 당신은 학생의 능력을 우호적이고 설득력 있게 기술할 수 있을 만큼 학생에 대해 잘 알고 있는가?
- 당신은 추천서에 거짓 없이, 학생을 정확하고 긍정적으로 묘사할 수 있는가?
- 1주일 이내와 같이 주어진 시간 안에 추천서를 작성할 수 있는가?

각 질문에 확실하게 대답할 수 있다면, 당신은 이 중요한 문서를 작성하기 위해 적합한 사람이라고 할 수 있다.

현명한 조언

수많은 눈물, '응급' 메일과 전화로부터 당신을 구하기 위해서는 오리엔테이션데이에 학생들에게 명확하고 서면으로 제시된 지침을 주어야 한다. 예제는 다음과 같다.

> *나는 학생이 나와 함께 실습을 끝낸 뒤에 추천서를 써줄 수 있다. 최소한 2주 전에 이야기해 주어야 하며, 받는 사람이 누구인지, 어떤 직종에 지원하는지에 대한 내용과 나에게 추천서를 쓰도록 승인하는 의미의 서명을 포함한 서면 요청 양식이 필요하다(참고: 이메일 요청으로 대신할 수 있다).*

다수의 기관에서 학교명이 공식적으로 표기된 추천서를 원할 것이며, 편지 형식이 선호된다.

많은 대학에서는 학생들이 온라인 폴더에 추천서 등 구직 관련 서류들을 보관할 수 있는 취업지원센터를 운영하고 있다. 과정은 임상강사에게 추천서를 부탁하는 학생의 요청사항(대부분 예시 20.1에 있는 예제와 유사한 이메일일 것이다)에 대해 수락하는 것부터 시작된다. 따라서 학생은 앞으로 몇 년 동안 사용할 수 있는 영구적인 전자문서 형태로

예시 20.1

추천서 요청 메일

교수님께.
여름을 잘 보내고 계시기를 기원합니다. 저는 Review course가 끝난 후에 휴식과 재충전을 위해 1주일간 쉬었습니다. 이제 저는 취업준비를 하려고 합니다.

저는 Calmness Medical Center에 지원하였고 지원 절차가 이미 시작되었는데, 학생으로서 저의 수행 정도에 대한 간단한 조사에 임상강사의 응답이 필요합니다. 혹시 설문에 응해 주실 수 있을까요? 설문은 정보 확인 기관인 Checkster의 이름으로 이메일로 발송될 것입니다. 조사 링크는 다음 주 안에 받아보실 수 있습니다.

시간을 내서 도와주셔서 감사드립니다.

20XX학번 John Smith 올림

예시 20.2

온라인 추천 예시 질문

'1점 = 전혀 아니다, 4점 = 평균 수준이다, 7점 = 매우 그렇다'의 척도를 사용하여 다음 영역에 [학생 이름]의 수준을 평가해 주십시오.

1. 환자 응대
2. 질 향상
3. 책임감
4. 다양성 존중
5. 협동

추천서 작성에 동의하는 것은 '한 번에 끝나는' 노력이 아닙니다. 학생의 졸업 후 시간이 경과되더라도 학생에 대한 세부 질문에 진실하게 대답할 수 있는 능력을 포함해서 계속 노력해야 합니다. 설문 대상의 학생을 2년 이상 지도한 경우, 추천서 작성이 가능합니다.

받을 수 있으며 고용기관 측에서 추가적으로 정보를 요청하지 않는 이상 당신에게 다시 연락할 필요가 없다.

추천서를 작성하는 것이 업무의 끝이라고 생각하지 않아야 한다. 기관이 미래의 고용주 관점에서 학생을 진지하게 고려하기 시작하면서, 고용기관이나 관련 업체로부터 온라인 설문을 작성하라는 요청을 받을 수도 있다(예시 20.2). 이 평가는 25개 이상의 질문으로 구성되어 있으며 48시간 이내에 작성되어야 하는 경우가 많다.

이러한 서면 요청을 파일이나 온라인 폴더에 '추천서 요청'이라는 이름으로 보관해 두어야 한다. 당신은 학생의 추천서 요청에 최선을 다하겠지만, 나중에 학생이 원하는 직업을 얻지 못하면 당신의 입장이 달라질 수도 있다. 아마도 추천서에는 적당히 훌륭한 학생에 대해 정확하게 기술되어 있을 것이다. 만약 학생이 원하는 곳에 취업하지 못하였다면, 당신의 정확한 추천서는 학생의 분노를 불러일으킬 수 있다. 요청 양식에 학생의 서명을 받는 것은 채용 과정에서의 역할에 대한 불안감을 완화시켜 줄 것이다. 또한 전화추천서는 학생이 서명한 특정 형태의 양식이 반드시 필요하다는 것을 기억해야 한다.

저성과자인 학생으로부터의 요청

친근하고 재미있는 학생인 Sally는 실습 후에 당신에게 감사의 표시로 스타벅스 카드를 선물한 적이 있고, 매우 바쁜 시립병원의 중환자실에 지원하기 위해 당신에게 추천서를 부탁하였다. 학생이 지원한 기관의 관점에서 그녀는 가장 유능하고 숙련된 학생은 아니었다. 당신은 Sally가 바쁘게 돌아가지 않는 지역사회의 병원에서 업무를 잘 하는 모습을 볼 수 있었지만, 시립병원 중환자실의 바쁜 환경 속에서는 아니었다. 어떻게 해야 할까? Sally의 능력을 과장해서 써야 할까? 윤리적으로 그것은 안 된다. 당신은 고용주로부터 학생에 대한 정확한 평가를 할 수 있는 사람으로 신뢰받고 있다는 사실을 명심해야 한다. 더욱 중요한 것은 간접적으로도, 당신은 학생이 미래에 돌볼 환자들로부터도 신뢰를 받고 있다는 것이다. 불편한 마음으로 추천서를 쓰는 것보다 방향을 바꿔서 직업에 대한 상담을 해 보는 것은 어떨까? 당신은 Sally에게 적합한 기관에서 오랫동안 일하면서 멋진 간호사가 될 수 있을 것이라는 진심 어린 믿음으로 이야기할 수 있을 것이다. 추천서 요청에 대한 당신의 대답이 어떻게 해석될지는 모르지만, 정직한 답변이 학생에게 가장 도움이 된다는 사실은 부정할 수 없다.

좋은 추천서의 요건

좋은 추천서는 간단하게 진실만을 제시한다. 만약 학생의 수행에 대해 기억나지 않을 경우, 학생에게 그대로 말해야 한다. 추천서를 쓸 때는 학생의 업무 수행에 대한 예시를 사용한다. 예를 들어, 학생이 암 병동에서 실습 동안 환자를 간호하였다면 이러한 경험을 예시로 활용한다. 학생이 평균 이상의 수준으로 동료나 간호사를 도왔다면 그것도 예시로 활용할 수 있다. 만약 학생이 실습 중에 정시에 도착한 시간이 거의 없다면, 당신은 솔직하게 '이른 아침' 근무는 이 학생에게 적합하지 않을 것이라고 말하고 싶을 수도 있다. 당신의 추천서를 제출하는 것은 학생에게 달려 있다.

추천서에는 (학생 이름)의 요청으로 추천서를 쓰게 되었음과 학생과 어떤 관계로 만나게 되었는지에 대해 포함하는 것이 좋다(예: 3학년 병동 실습의 임상강사로 학생을 지도하였다 등). 부록 F에 수록된 추천서 양식을 참고하기 바란다. 학교명이 공식적으로 표기된 추천서 양식을 사용하는 것을 잊지 않아야 한다.

또 다른 팁은 추천서가 대상으로 하는 직종이나 직책을 참고하는 것이다. 예를 들어 신규간호사를 위한 추천서라면, 학생이 해당 기관의 신규간호사로서 얼마나 능력 있고 훌륭한 지원자인지 기술한다. 이렇게 하면 당신의 추천서가 신규간호사 외에 더 많은 직책에도 포괄적으로 사용되는 추천서로 오해받는 것을 예방할 수 있다.

이상적으로는 특정 학생에 대한 특정 직업에 대한 추천서를 작성해야 한다. 그러나 이러한 이상은 학생의 요구에 부응할 수 없다. 종종 학생들은 여러 기관의 여러 부서에 지원할 수 있는 일반적인 추천서를 요청하기도 한다. 이러한 상황에서는 추천서가 신규간호사를 위해 작성된 것임을 정확하게 기술하고 학생에 대한 당신의 경험을 설명한다.

추천서를 요청하는 많은 학생들은 대부분, 당신이 작성한 추천서를 읽을 수 없도록 되어 있다. 이러한 상황에서도 여전히 내용을 주의깊게 작성하고 당신이 뒷받침할 수 있는 내용만을 작성해야 한다. 추천서가 어디로 흘러갈지 그리고 누가 읽게 될지는 아무도 모른다. 학생에게 추천서가 공개된다면 기관에 추천서를 보내기 전에 학생에게 읽어보라고 하는 것이 좋다. 만약 학생이 당신이 작성한 내용이 마음에 들지 않을 경우, 기관에 제출할 것인지 여부를 선택할 수 있다.

정중하게 거절하는 방법

간호대학에서는 추천서를 써 주는 것이 교수자의 직무로 여겨진다. 그러나 그렇다고 이

것이 당신이 생각하기에 자격이 없는 학생에 대해 의무적으로 추천서를 작성해야 한다는 것을 의미하지는 않는다. 학생이 당신에게 추천서를 부탁하였다고 가정해 보자. 불행하게도 이 학생은 교과목에 합격을 받은 적이 거의 없다. 그렇다면 어떻게 이 학생의 편에서 추천서를 쓸 것인가? 당신은 그렇게 해야 하는가? 이와 관련하여 학교 규정에 명시되어 있지 않은 한 학생의 추천서를 써 줄 의무는 없다. 죄책감을 피하기 위해 영리하게 상황을 벗어나라. 학생에게 당신이 추천서를 써 줄 수 있는 적격자가 아니며, 학생과 더 긍정적인 경험을 함께 했던 교수자가 추천서 작성에 더 적합할 것이라고 말할 수 있다. 만약 학생이 당신에게 추천서를 받아야 한다고 주장하면, 당신은 학생이 실습한 것을 있는 그대로 '매일 정시에 도착했음'과 같이 작성할 수 있다. 그렇게 작성된 경우, 채용 담당자는 당신의 추천서에 표현되지 않은 내용들을 알아차릴 수 있을 것이며, 학생 또한 그럴 것이다.

우편으로 추천서 제출하기

마감 기한에 주의해야 한다. 훌륭한 추천서라고 하더라도 늦게 제출되면 소용이 없다. 동시에 학생이 서류를 뒤늦게 요청하거나, 당신이 생각하는 전문적 우선순위 간의 갈등 때문에 어쩔 수 없이 제출에 늦기도 한다. 당신이 추천서를 제 시간에 제출하지 못할 위기에 빠진 경우, 가능한 한 빨리 후속조치를 취하고 피해를 입은 쪽에 사정에 대해 양해를 구하는 설명을 해야 한다.

간호사 채용 과정에서 추천서의 중요성을 생각했을 때, 추천서 요청에 대해 진지하게 고려해야 하며, 추천서를 작성하기로 하였다면 어떤 추천서라도 정확하고 늦지 않게 작성할 수 있도록 최선을 다해야 한다.

Fast Facts: 핵심내용 요약

- 추천서에 대한 지침은 오리엔테이션 시간에 설명되어야 한다.
- 추천서 작성 시, 가능한 한 진실하고 구체적인 예시를 들어 작성한다.
- 마음이 불편할 경우, 추천서 요청을 정중하게 거절해야 한다.

21

시뮬레이션의 역할

시뮬레이션을 이용한 임상학습에 대한 인기가 높아지고 있으며, 거의 모든 간호학 과목에 시뮬레이션을 통합하고 있다. 이 장에서는 시뮬레이션의 활용과 간호교육프로그램에서의 전반적인 활용에 대해 다룰 것이다.

이 장에서 배울 내용은 다음과 같다.

- 교수법으로서의 시뮬레이션 유용성
- 간호교육과정의 일부가 된 시뮬레이션 기술
- 실습교육에서 시뮬레이션 적용

배경

시뮬레이터와 시뮬레이션 경험은 교수자들에게 생소하지 않을 것이다. 시뮬레이션은 항공 산업이나 실제 발생할 수 있는 상황에 대한 가상의 환경을 사용하는 군사 훈련과 같은 곳에서 사용되어 왔다(Hayden, 2010). 또한 역할극(role-playing)과 같은 시뮬레이션 통합 학습 방법은 교육학과 교수법의 발전 이후로 존재해 왔다. 역할극은 간호교육자에게 오랫동안 사용되어 온 교수법이며, 학생이 다양한 환자 사례 또는 실습 상황에서 일어날 수 있는 시나리오에 따라 역할을 맡아서 수행하는 방법이다. 그러나 기술의 발전으로, 간호교육에서의 역할극은 마네킨을 비롯한 다양한 장치가 있는 실습실에 도입되었다. 이러한 종류의 학습은 '시뮬레이션' 실습으로 많은 간호교육과정에 통합되고 있다. 시뮬레이션 상황에 현실성을 부여하기 위해서 응급상황이나 복잡한 환자에 대한 시나리오와 임상 현장의 주요 실습 항목들이 도입되고 있다. 병원에서는 직원의 지식, 상급 간호술기, 의사결정능력의 강화를 위해 시뮬레이션을 도입하고 있다.

간호교육에서의 시뮬레이션

과거에는 시뮬레이터가 고무로 된 인체모형이거나 환자의 팔과 같이 신체의 부분으로 이루어진 것이 전부였다. 이것들은 다양한 간호교육자들에 의해 보다 대중적으로 사용되었는데, 이들은 병원에서 유발되는 스트레스로 인한 제약 없이 생생한 환자 사례들을 소개하고 위중한 환자간호에 대한 개념을 가르치기 위해 새로운 수단이 필요하다는 것을 깨달았다. 시뮬레이션 실습실은 중환자 간호교육 분야에서 점점 확대되었다(Morton, 1995). 오늘날, 간호교육에서 시뮬레이션은 광범위하게 사용되고 있다. 교수자들은 현실감(또는 충실도) 정도에 따라 시뮬레이션 유형을 선택한다. 저충실도, 중간 충실도의 시뮬레이션도 사용되고 있지만, 1990년대부터 인기를 얻고 있는 유형은 고충실도 시뮬레이션이다(Goldsworthy & Graham, 2012). 고충실도 시뮬레이션은 컴퓨터와 연결된 마네킨을 사용하고 음성 기술이 지원된 마네킨과 학생 간 대화를 할 수 있다는 점에서 인기를 얻고 있다. 과거의 모형 팔은 이러한 최첨단 장비로 대체되고 있다.

간호교육에서 시뮬레이션은 학생들에게 안전하고 통제된 환경에서 다양한 환자들을 간호하고 학습할 수 있도록 돕는다(Jeffries, 2005). 시뮬레이션은 이론 강의 후 보충학습 또는 생애 말 간호와 같이 다루기 어려운 문제에 대한 교육 방법, 급성 환자간호, 문화적으로 민감한 환자간호 등의 교육 수단으로 사용되고 있다. 일부 기관에서는 시뮬레이션 학습을 바탕으로 한 전문직 간 파트너십을 규준으로 삼고 있다. 전문직 간 파트너십은 의료교육의 미래로 여겨지고 있다.

오늘날, 문헌들은 시뮬레이션을 실습의 보충 수단으로 사용하고 있는 간호교육자에 대해 주목한다. 기술은 학생 교육에 보편적으로 사용되고 있는 시뮬레이션 실습실의 확산에 큰 역할을 하였다. 시뮬레이션 실습실에서는 말하고, 숨을 쉬고, 심음을 들을 수 있으며, 다양한 기능을 수행하는 환자 시뮬레이터가 있다. 이 고충실도 환자 시뮬레이터는 모니터와 연결되어 있으며 시뮬레이션 직원에 의해 조종할 수 있는 컴퓨터프로그램으로 작동된다.

시뮬레이션이 많은 간호교육자들에게 환영받고 있지만, 다양한 시뮬레이션 학습을 위해 교육프로그램이 직면한 문제들이 있다. 예산과 인력이 중요한 요인이다. 시뮬레이션에는 적절한 자원과 잘 갖춰진 실습실이 있어야 한다. 저충실도 시뮬레이션을 사용할지 아니면 고충실도 시뮬레이션을 사용할지에 따라, 누군가는 시뮬레이션을 원활하게 구동할 수 있는 지식을 가지고 있어야 한다. 이러한 인력은 학교에 '시뮬레이션 코디네이터'로 고용되고, 시뮬레이션 전담 직원과 일하게 될 것이다. 이 팀은 시뮬레이션 기기의 세부 사항들을 관리해야 한다. 마지막으로 이들은 다양한 학생과 교수진과 협업하기 위한 관리 능력과 의사소통 기술을 갖추어야 한다. 어떤 임상강사들은 임상실습 시작 전에 'Skill lab'이라고 하는 교육프로그램에 채용될 수 있다. 이러한 경우 업무 수행을 위해 시뮬레이션 실습실을 방문해서 관련 직원과 만나야 한다.

학습 환경에서 시뮬레이션의 확산과 활용은 잘 알려져 있지만, 시뮬레이션의 역할과 성과에 대해서는 의문점이 남아 있다(Hayden, 2010; Norman, 2012). 초기의 시뮬레이션 학습은 임상교육에서의 한계로부터 발전되었다. 다양한 간호교육프로그램의 학생들을 수용할 수 있는 실습지가 부족하기 때문에 기관의 실습 제한은 지속되고 있다. 학생의 증가와 교수 부족, 실습지 제한에 직면한 상황에서 시뮬레이션은 활용 가능한 교수학습방법으로 간주된다. 많은 사람들이 시뮬레이션의 활용과 학생 성과에 대해 환호하고 있다.

시뮬레이션의 효과에 대한 랜드마크 연구

미국간호사국가시험원(NCSBN)은 시뮬레이션의 효과에 대해 참고할 수 있는 대표 연구를 시행하였다. 5개의 준학사 프로그램과 5개의 학사 프로그램이 간호대학생의 교육에서 시뮬레이션의 역할에 대한 국가적인 연구에 참여하기로 결정되었다. NCSBN의 시뮬레이션 연구 결과, 실습교육과정의 최대 50%를 시뮬레이션으로 대체하더라도 학습 성과를 저하시키지 않고 전통적인 임상실습을 대체할 수 있는 효과가 있었다(Hayden, Smiley, Alexander, Kardong-Edgren, & Jeffries, 2014). 이 획기적인 연구결과를 바탕으로 주간호국은 실습과정에 시뮬레이션을 적용하고 지원하기 시작하였다. 텍사스에서는 시뮬레이션 학습을 사용하도록 교육 지침을 개정하였다. 텍사스 간호사회(2015)에 따르면, 실습실에서의 시뮬레이션 학습은 임상실습시간과 동일하게 인정된다(홈페이지 www.bon.texas.gov/pdfs/education_pdfs/education_nursing_guidelines/3.8Clinical_Learning_Experiences/3-8-6-a.pdf. 참고). 여기에는 시뮬레이션에 대한 정의와 지도를 위해 어떻게 사용되어야 하는지를 소개하고 있다.

우수 사례(Best practice)

시뮬레이션은 여전히 전임강사의 책임으로 운영되고 있다. 대부분의 간호교육프로그램에서 시뮬레이션 학습은 기본간호학부터 간호관리학까지 모든 간호학 교과목에 도입되어 있다. 임상강사는 학생들이 시뮬레이션 과정에서 마네킹을 대상으로 간호술기와 환자 사정을 연습한다는 사실을 알고 있어야 한다. 환자의 상태변화에 비교적 침착하게 대처하는 학생은 시뮬레이션 학습 덕분이라고 말할 것이다. 시뮬레이션 학습에서, 학생들은 여러 건강문제에 대해 고충실도 마네킨으로 학습하고, 여러 환자 사례에 대해 간호과정을 적용한다.

시뮬레이션은 간호교육의 일부가 되었다. 다행히도 많은 연구결과를 통해 임상교육과 시뮬레이션의 적용에 대한 많은 의문점을 해결할 수 있다. 미래에는 시뮬레이션의 우수사례가 연구되고, 문헌으로 발표될 것이다. 시뮬레이션 학습이 발전하고는 있지만, 교실 안팎의 간호교육자들 모두는 학습자를 관찰하는 것이 중요하다. 교육자로서 학생에 대해 잘 알고 있고 그들의 학습 정도에 대해 파악하는 것은 어떤 교수법을 사용하더라도 교육자 본연의 임무이다.

Fast Facts: 핵심내용 요약

- 시뮬레이션은 간호술기를 연습할 수 있는 기회를 제공한다.
- 시뮬레이션은 학습자의 수준에 맞춰서 진행되어야 한다.
- 임상강사는 대부분의 학생들이 교육과정 중의 하나로 시뮬레이션 교육을 받음을 알고 있어야 한다.

Reference

Goldsworthy, S., & Graham, L. (2012). *Simulation simplied: A practical handbook for critical care nurse educators*. Philadelphia, PA: Lippincott Williams & Wilkins.

Hayden, J. (2010). Use of simulation in nursing education: National survey results. *Journal of Nursing Regulation, 1*(3), 52-57.

Hayden, J. K., Smiley, R. A., Alexander, M., Kardong-Edgren, S., & Jeff ries, P. R. (2014). The NCSBN national simulation study: A longitudinal randomized, controlled study replacing clinical hours with simulation in prelicensure nursing education. *Journal of Nursing Regulation, 5*(2), 1-66.

Jeffries, P. (2005). A framework for designing, implementing, and evaluating simulations used as teaching strategies in nursing. *Nursing Education Perspectives, 26*(2), 96-103.

Morton, P. (1995). Creating a laboratory that simulates the critical care learning environment. *Critical Care Nurse, 16*(6), 76-81.

Norman, J. (2012). Systematic review of the literature on simulation in nursing education. *ABNF Journal, 23*(2), 24-28.

Texas Board of Nursing. (2015). 3.8.6.a. *Education guideline. Simulation in prelicensure nursing education*. Retrieved from https://www.bon.texas.gov/pdfs/education_pdfs/education_nursing_guidelines/3.8Clinical_Learning_Experiences/3-8-6-a.pdf

부록

부록 A.
실습 오리엔테이션을 위한 지침 예시

2SW에 오신 것을 환영합니다.

오리엔테이션은 정확히 아침 8시에 시작할 것입니다. Barden Lobby에서 만납니다. 학생들에게 지침서가 제공될 것이며 실습지에 대한 정보는 www.lifecare.org에서 찾을 수 있습니다.

20XX년 9월 1일

이 날은 점심시간이 포함된 정규 실습일입니다. 시간은 아침 8시부터 오후 2시까지입니다.

혈압계 커프, 청진기, 펜, 종이, 노트를 지참하고, 지침서와 명찰을 패용하고 유니폼을 착용하십시오. 오리엔테이션데이에 학생들이 해야 할 것들에 대해 전달할 것입니다.

주차는 병원 주차장을 이용하십시오. 당일 주차할인권을 받을 것입니다. 할인권은 대체할 수 없으며, 할인권 없이는 하루에 8달러의 요금이 부과됩니다.

규정에 따라 오리엔테이션데이에는 투약 퀴즈가 있을 것입니다. 실습지에서 투약을 하기 위해서는 이 퀴즈에 합격해야 합니다. 안전에 대한 지식과 투약은 항상 평가받을 것입니다. 계산기를 사용할 수도 있습니다. 준비사항에 대해 도움이 필요하면 "실습" 아래의 Blackboard에 퀴즈의 예가 나와 있습니다.

2SW는 30병상의 외과병동입니다. 또한 수술적 처치 후에 단기로 입원하기 위한 병상도 있습니다. 교과서에 있는 수술적 처치들에 대해 학습하고 오십시오. 아마 학생들은 비위관 세척, 드레싱 교환, 수술 후 간호 제공, 퇴원교육, 인슐린이나 Lovenox 피하주사, 환자 사정, 개인위생간호를 위한 무균적 장갑 착용, 우선순위 설정, 통증관리 등을 실습하고 수술실 준비를 관찰할 기회가 있을 것입니다.

이러한 처치들을 모두 학습하고 실습을 시작하기 바랍니다. 실습실에서 실습조교와 필요한 간호술기를 학습하고 오십시오. 실습 시작 전에 술기 연습을 위한 예약을 잡아야 합니다. 나는 학생들이 실습 시작 전에 모든 술기들에 대해 학습하고 연습해서 잘 수행할 수 있기를 기대합니다.

이곳은 바쁜 병동이므로, 간호사, 간호보조인력, 간호조무사, 행정직원이 있습니다.

병동 코디네이터는 Diane Marag

병동 관리자는 Mary Beth Brouty

병동의 전화번호는 610-555-36XX 입니다.

나는 학생들과 함께 일하기를 기대하고 있으며, 2SW의 직원들도 당신들과 함께 일하게 되어 기쁘게 생각합니다.

임상강사 Susan Stabler-Haas

20XX년 8월 30일

부록 B.
실습일지: NSL/NSG 423

서면과제: 실습일지

강사: [이름]

실습 2주차를 시작하며: 학생들은 지난주에 간호했던 환자 중 적어도 한 명에 대한 실습일지를 제출해야 한다. 학생은 실습 동안 배정된 환자와 관련된 간호행위와 근거를 구두로 말할 수 있어야 한다. 예제가 제공될 것이다. 실습일지는 매주 화요일 사후컨퍼런스 때 제출해야 한다.

실습일지의 형식

실습일지에는 각 주의 장기목표와 단기목표를 포함해야 한다.

1. 환자 자료

a. 진단명

b. 과거력과 수술력

c. 진단과 관련된 병태생리(문헌인용)

d. 교과서에 있는 내용과 환자의 진단을 비교하고 교과서의 정보를 인용할 것(출처 표기)

2. '신체계통' 사정 기록하기

   a. 이전에 제공되었던 예제 참조

3. 진단 데이터-검사결과-간호학적 의미

   a. 진단명과 관련된 **잠재적** 진단(심부전과 관련된 흉부 방사선 검사 소견)

   b. 환자와 관련해서 **실제로** 비정상으로 나타난 검사 결과와 정도 분석

4. 간호중재 계획-기록하기

   a. 두 개의 우선적인 간호진단

   b. 각 진단에 대해 측정 가능한 단기목표 1개(환자결과)

   c. 목표별 2개의 간호중재

   d. 각 중재에 대한 평가

5. 환자 교육

   a. 환자의 (실제적 또는 잠재적인) 교육 요구 분석 및 파악

6. **투약**(성분명과 상품명 포함-미국간호사시험에서는 성분명만 허용됨)

   근무 중 환자에게 투여된 모든 약물에 대한 목록이 작성되어야 한다. 약명과 적응증(담당 환자와 관련된), 투약 시 시행해야 할 검사, 간호중재, 용법, 길항제에 대한 내용을 포함해야 한다. 마지막으로 환자에게 필요한 교육 내용도 포함되어야 한다. NCLEX시험에서 환자교육 시 필요한 안전 관련 지식에 대한 문제가 많이 출제된다.

   - 예시: Enoxaparin sodium 주사(Lovenox): 항응고제, 수술 후 혈전 생성을 예방하거나 침상 안전 환자의 혈전 관련 질환을 예방함
   - 검사: 전혈구검사, 혈소판 수치 관찰. 흑색변, 혈뇨, 혈압저하, 출혈 경향을 관찰함
   - 간호교육: 환자와 가족에게 잇몸, 대변, 소변에서 어떻게 출혈 징후를 알 수 있는지 교육함. 타박상을 확인함. 약국에서 파는 아스피린, NSAID계 약물, 한약제가 출혈 경향을 증가시킬 수 있음을 교육함
   - 용법: 피하(성인) 30mg. 수술 후 24시간 내에 시작하며 하루 2번 투여함
   - 길항제: Protamine sulfate
   - 환자에게 약물이 적용된 이유: 환자는 수술을 받았고 움직일 수 없으므로 예방적으로 투여함

7. 자가평가 및 성찰

1주일에 대해 성찰함(최소 2문단 이상): (a) 간호사 역할에 대한 느낌과 생각을 기록한다. (b) 간호대학생으로서 수행을 비평한다. (c) 목표를 달성하였는가? (d) 어떤 것을 별도로 수행하였는가? 기록이나 일기를 쓰는 형식으로 작성한다.

평가 방법: 실습일지는 역량평가도구의 평가 항목에 근거하여 평가될 것이다.

8. 환자의 심리적 건강 평가

다음의 두 가지를 질문한다. (a) 지난 2주 동안 슬픈 감정을 느낀 적이 있습니까? (b) 평소에 좋아하던 행동이나 물건에 대해 흥미를 잃었습니까?

환자의 정신 상태에 대한 사정 결과를 기록한다.

부록 C.
4C 임상과제 배정 기록 양식

[학교명]

임상강사: [이름]

참고: 환자 배정 시트를 일관된 장소에 배치하고, 각 학생들에게 당일의 책임에 대해 명확하게 알려주는 것이 좋음(종종 실습지의 요청이기도 함).

학생들은 아침 7시에 병동에 도착해야 하며, 사후컨퍼런스를 위해 오후 1시에 병동을 나와야 한다.

학생	병실 번호/투약 과제	환자 정보
Claire	간호사와 함께	Rose 또는 Jan
Kristen	63/투약	정맥주입 외에 모든 투약을 시행하고 환자간호와 기록을 완료해야 함
Cara	53, 54	두 환자에게 기록을 포함한 모든 간호를 완료해야 함
Neil	58/투약	정맥주입 외에 모든 투약을 시행하고 환자간호와 기록을 완료해야 함
Karen	OR	Blackboard에 있는 목표와 기록 양식을 작성함
Ami	59/투약	정맥주입 외에 모든 투약을 시행하고 환자간호와 기록을 완료해야 함
Katie	69	기록을 포함한 모든 환자간호를 완료해야 함
Beth	79/투약	정맥주입 외에 모든 투약을 시행하고 환자간호와 기록을 완료해야 함

부록 D.
학생 보고서 양식

작성자: Rachel E. Yoder
Villanova University
2016년 4월

인계보고 사항

근무일/시간	
층/병동/시설	
담당간호사 또는 직원	
환자명 이니셜	
병실	
격리상태	
성별	
연령	

키/체중	
알레르기/과민반응	
환자상태(code status)	
낙상위험	
특수 장치 요구	
기타	

현 진단명과 최근 환자 사정 결과

근무 교대 시 언급되었던 과거력

해당 근무의 간호계획 또는 권고사항

환자의 현병력과 과거력

<table>
<tr><td>현재 진단명</td><td colspan="2"></td></tr>
<tr><td>현 질환에 대한 병력</td><td colspan="2"></td></tr>
<tr><td>주호소</td><td colspan="2"></td></tr>
<tr><td>과거력</td><td colspan="2"></td></tr>
<tr><td>수술력</td><td colspan="2"></td></tr>
<tr><td>사회력</td><td colspan="2">흡연?
음주?
약물 사용?</td></tr>
<tr><td>가족력</td><td></td><td>가계도</td></tr>
<tr><td>영적 사정</td><td colspan="2">종교가 있다면 기록: 종교인 방문 요청?</td></tr>
</table>

투약

약물명	작용, 적응증, 용법, 빈도, 부작용, 간호중재 등

관련 검사결과와 영상검사

검사 수치	영상검사 날짜: 검사명: 결과: 날짜: 검사명: 결과: 날짜: 검사명: 결과:

환자 만나기

- **환자를 맞이하고 자기소개를 했는가?** 환자는 자고 있는가, 아니면 깨어 있는가? 환자는 괜찮은가(ABCs를 기억한다)?
- **환자 손목의 ID 팔찌를 확인했는가**(이름과 환자번호, 생년월일, 의무기록번호, 알레르기, 낙상위험)?

- **60초 안에 병실을 살펴보고 잠재적인 위험물을 확인했는가**(바닥의 물건, 침상 난간, 침대 잠금장치, 산소 준비 상태, wall suction 작동 여부)? Ambu bag과 마스크가 적당한 크기로 준비되어 있고, 주입장치가 올바르게 장착되고, 올바른 주입속도로 들어가 있는지, 환자에게 있어서는 안 될 바늘과 주사기가 있지는 않은지, 약물이 라벨 없이 테이블에 놓여 있지 않은지?

환자 사정하기

활력징후(시간:)

혈압:

맥박(심첨맥박 또는 요골맥박):

체온(경구, 액와, 직장):

산소포화도:

통증(마지막 투약 시간:)

현재 점수(척도 사용): ___________

활력징후(시간:)

혈압:

맥박(심첨맥박 또는 요골맥박):

체온(경구, 액와, 직장):

산소포화도:

통증(마지막 투약 시간:)

현재 점수(척도 사용): ___________

활력징후(시간:)

혈압:

맥박(심첨맥박 또는 요골맥박):

체온(경구, 액와, 직장):

산소포화도:

통증(마지막 투약 시간:)

현재 점수(척도 사용): ___________

추가 사정 기준

(이 자료는 완전한 자료는 아니며, 추가적인 사정 기준이 병동에서 제공될 것이다.)

일반적인 사항(환자가 나이에 맞게 보이는가? 환자의 행동, 표현, 인지상태는 어떤가? 환자는 무엇을 입고 있는가? 환자 곁에 있는 사람은 누구인가? 첫 사정 시 학대가 없는지 사정하시오.)

신경계(의식수준, 동공반사, 구역반사, 구두 반응, 운동 반응을 기록하시오. 어떤 부분에 이상이 있는가?)

심장계(심첨맥박과 리듬을 기록하시오. 심잡음과 같이 추가적인 심음이 들린다면 흉부에 위치를 기록하고, 말초맥박을 사정해서 맥박수, 리듬, 강도, 심첨맥박과 동일한지와 모세혈관 충만 시간을 기록하시오. 부종이 있는가?)

정맥관 또는 동맥관(정맥주입관, 동맥주입관 등 다른 라인을 가지고 있는가? 그렇다면 삽입부위의 피부상태, 사지 근위부, 원위부의 피부상태, 라인 교체 기한이 지나지 않았는지, 어떤 약물이나 수액이 주입되고 있는지 기록하시오.)

호흡계(흉부는 대칭적인가? 올라가고 내려가는 것이 대칭적인가? 호흡수, 리듬, 깊이를 기록하시오. 부속근을 사용한 노력성 호흡이 관찰되는가, 폐를 청진하고 청진음이 깨끗한지, 아니면 수포음, 나음, 천명음 등이 들리는지 등을 기록하시오.)

소화기계(복부를 보고 각 사분면을 청진한 뒤, 덩어리의 촉진, 통증, 압통을 사정하시오. 마지막 식사와 장운동에 대해 사정하고 장운동을 구체적으로 기록하시오.)

비뇨기계(소변량과 양상을 사정하시오. 도뇨관이 있는가? 남자 환자와 여자 환자의 외부 생식기에 대해 기록하시오.)

근골격계(환자의 근력과 관절가동범위는 어떤가? 환자가 침대에서 나오거나 스스로 앉거나 병동을 걸을 수 있는가? 환자의 보행을 기술하시오.)

피부(신체 전반과 머리의 피부를 검사하고, 피부 결, 온도, 색, 상처 부위, 부종, 발적, 각질, 체모의 분포와 색 등을 기록하시오.)

심리 사정(환자에게 질문하시오. 지난 2주 동안 슬픈 느낌이 더 들었습니까? 또는 지난 2주 동안 평소에 좋아했던 것에 대한 흥미가 감소했습니까?)

진단은 타당한가?

문제와 관련된 병태생리

질문: 임상양상이 진단에 적합한가?

메모

사후컨퍼런스 관련 사항(시작 전에 알아야 할 것)

환자의 연령, 성별, 진단명, 방문 이유	

환자의 배경은 어떠한가?	
사정결과는 어떠한가?	
어떤 간호중재를 시행했는가?	
결과는 무엇인가?	
다학제팀의 다른 구성원에게 보여주거나 사정을 부탁한 사항이 있는가?	
이번 실습에 대해 가장 만족스러운 것은 무엇인가? 다음에는 어떤 부분을 개선하고 싶은가?	

부록 E.
1분 휴식 호흡
(One-Minute Breathing Space)

그저 "숨 돌릴 틈"이 필요했던 경험이 있는가? 이 운동은 '자동조종장치(Automatic pilot)모드'에서 현재 순간으로 나올 수 있는 방법을 제공한다. 당신이 할 일은 본질적 회복 탄력성과 지혜를 위한 공간을 마련하는 것이다. 결과에 대한 기대 없이 현재 무엇이 일어나고 있는지에 관심을 돌린다. 아무것도 떠올릴 수 없다면, 'STOP'을 기억한다.

S-멈춰서 잘 살펴보기(Stop and take stock) 생각/마음/신체 확인

질문을 통해 자신을 현재 순간으로 데려온다: 지금 나의 경험은 어떠한가?

생각: 자신에게 말하는 것들, 떠오르는 이미지들
느낌: 기쁨, 괴리감, 스트레스, 신남, 슬픔, 분노
감각: 신체적 감각, 압박감, 잡고 있는 느낌(holding), 밝기
불편한 경험이더라도 경험을 인정하고 받아들인다.

T-호흡하기(Take a breath) 호흡 인식

들이쉬는 호흡과 내쉬는 호흡마다 하나씩 부드럽게 주의를 기울인다. 당신의 호흡은 당신을 현재로 데려오는 닻 역할을 할 것이며, 인식과 고요의 상태가 되도록 도울 것이다.

O-마음을 열고 관찰하기(Open and observe) 외부로 인식 확장

호흡의 범위를 넓혀 몸 전체의 감각, 자세, 얼굴 표정을 포함한 다음, 당신 주변에 일어나고 있는 일에까지 확장시킨다(시야, 소리, 냄새 등). 최선을 다해 확장된 인식을 다음 단계로 연결시킨다.

P-진행하기/새로운 가능성(Proceed/new possibilities) 기대 없이 진행하기

이제 당신의 주의를 주변의 세계로 돌려서 지금 현재 주변이 어떤지 느껴본다. 기계적이거나 습관적으로 반응하기보다는, 자연스럽게 반응하며 호기심 많고 개방적인 태도를 유지한다. 이러한 휴식 뒤에 일어나는 일에 놀라워할 수도 있다. 홈페이지(www.palousemindfulness.com)를 확인한다.

부록 F.
추천서 예시

예시 1

20XX년 9월 9일

기관 관계자 귀하:

저는 Alison Z의 요청으로 이 추천서를 쓰고 있습니다. 이것을 쓰게 되어 영광으로 생각합니다. 저는 임상강사로 Alison Z를 만나게 되었습니다. 저는 여름 선택실습에서 Alison의 첫 이론 교과목을 가르쳤으며, 최근에는 내 · 외과 병동 실습을 지도하였습니다. 이러한 경험을 토대로 이 추천서를 작성하고 있습니다.

Alison은 첫 학기에 매우 신중하고 능력 있는 학생이었습니다. 그녀는 철저하고 구체적으로 잘 작성된 과제를 제출했으며, 모든 그룹 활동에도 참여하였습니다. 여름 선택실습 과목은 요양시설에서 진행되었고, 그곳에서 그녀는 독립적으로 노인 환자를 돌보고 질 높은 간호를 수행하였습니다. 저는 ABC 병원의 외과 병동 실습에서 임상강사로 그녀를 지도하였습니다. 그녀는 여러 실습일 동안 두 명의 환자를 담당하였고, 투약까지 하였습니다. 그녀는 다양한 환자를 간호한 경험이 있으며, 맡은 일을 완수하고 훌륭하게 전인간호를 제공하였습니다.

병원의 선임 간호사들은 Alison이 모든 직원을 기꺼이 도와주고, 배움에 대한 열정을 가지고 있고, 전인간호를 제공하는 점에 대해 칭찬하였습니다. 그들은 그녀에게 함께 일할 수 있도록 이력서를 제출해 보라고 격려하기도 하였습니다. 그녀는 또한 실습일지를 통해 교과목과 임상수행을 연계시키는 능력이 탁월함을 보여주었습니다.

Alison은 성실하고 환자와의 상호작용에 대한 준비가 되어 있습니다. 그녀는 영민하며 그들의 치료와 간호에 대한 요구를 파악하는 평균 이상의 능력을 가지고 있고, 훌륭한 간호를 제공합니다.

본인은 Alison을 귀 기관의 신규간호사로 강력하게 추천합니다. 확인이 필요한 사항이 있으시면 전화번호 555-525-99XX이나, 이메일 clinical instructor@university.edu로 연락주시기 바랍니다.

[교수자 이름], MSN, RN

예시 2

20XX년 3월 24일

기관 관계자 귀하:

저는 Andrea D의 요청으로 이 추천서를 쓰고 있습니다. 이것을 쓰게 되어 영광으로 생각합니다.

저는 Andie를 이론 강의와 실습 강의에서 모두 지도하였습니다. 그녀는 복잡한 주제에 대해 철저하게 이해하는 능력을 가지고 있으며, 이해한 내용을 임상현장에 적용할 수 있습니다.

저는 최근 ABC 병원에서 Andie의 첫 병동 실습을 지도하였습니다. 그녀는 급성기 병동에서 실습했으며, 상태가 위중한 환자를 간호하였습니다. 또한 그녀는 최근에 ABC병원에서 열린 중환자과정을 이수하였습니다. 이 과정은 학교의 최상위 학생만을 대상으로 진행되며, 학생들이 중환자간호에 대한 모든 측면을 경험할 수 있도록 진행됩니다. Andie는 실습에서 가장 뛰어난 학생 중 한 명이었으며, 간호직원들에게도 칭찬을 받았습니다. 사실, 담당간호사는 경험이 많은 베테랑 간호사였는데, Andie의 능력과 중환자 간호에 대한 내용을 특별히 칭찬하였습니다.

또한 Andie는 환자에게 신체적 측면과 정신적 측면에 대한 간호를 모두 수행할 수 있는 뛰어난 능력을 가지고 있습니다. Andie가 수행하는 환자간호를 살펴보면 병원에서 extern으로 몇 년간 일했던 경험이 그녀의 우수성에 기여했음을 알 수 있습니다.

Andie는 그룹 토의와 학생 상호작용에서 뛰어나게 기여하는 학생입니다. 그녀는 의견을 분명하게 표현하고 리더십이 있습니다.

본인은 Andie를 귀 기관의 신규간호사로 강력하게 추천합니다. 확인이 필요한 사항이 있으시면 이메일 clinical instructor@university.edu로 연락주시기 바랍니다.

[교수자 이름], MSN, RN

참고문헌

Boland, D. L., & Finke, L. M. (2009). Curriculum designs. In D. M. Billings & J. A. Halstead (Eds.), *Teaching in nursing: A guide for clinical faculty* (3rd ed., Ch.8). St. Louis, MO: Saunders Elsevier.

Dishman, L. (2015). These will be the most in-demand jobs in 2016. Retrieved from https://www.fastcompany.com/3054142/the-future-of-work

Grant, R. (2016, February 3). The U.S. is running out of nurses. *The Atlantic*. Retrieved from https://www.theatlantic.com/health/archive/2016/02/nursing-shortage/459741

Ironside, P. M., & McNelis, A. (2009). *Clinical education in prelicensure nursing programs*. New York, NY: National League for Nursing.

National Council of State Boards of Nursing. (2016). NCLEX statistics from NCSBN. Retrieved from https://www.ncsbn.org/Table_of_Pass_Rates_2016.pdf

찾아보기

ㄷ

ㅁ

ㅂ

ㅅ

ㅇ